产后中医调理

金志春◎主编

长江出版传媒 湖北科学技术出版社

图书在版编目（CIP）数据

产后中医调理 / 金志春主编 . —武汉：湖北科学技术
出版社，2023.8
　ISBN 978-7-5706-2313-6

　Ⅰ . ①产… 　Ⅱ . ①金… 　Ⅲ . ①产妇－养生（中医）
Ⅳ . ① R212

中国版本图书馆 CIP 数据核字（2022）第 229799 号

策　　划：冯友仁
责任编辑：张荔菲
责任校对：罗　萍　陈雨萌　　　　　　　　封面设计：曾雅明

出版发行：湖北科学技术出版社
地　　址：武汉市雄楚大街 268 号（湖北出版文化城 B 座 13—14 层）
电　　话：027-87679468　　　　　　　　　邮　　编：430070

印　　刷：武汉图物印刷有限公司　　　　　　邮　　编：430071

700×1000　　　　1/16　　　　　　　9.75 印张　　　150 千字
2023 年 8 月第 1 版　　　　　　　　　2023 年 8 月第 1 次印刷
定　　价：48.00 元

《产后中医调理》编委会

主　编　金志春

副主编　黄自明　张　花　徐小芳　尹　燕　杨雅琴

编　委　（按姓氏拼音排序）

陈晓勇　江西省妇幼保健院

何军琴　首都医科大学附属北京妇产医院

黄彩梅　上海市长宁区妇幼保健院

黄自明　华中科技大学同济医学院附属湖北妇幼保健院

孔桂茹　青海省中医院

来玉芹　柳州市妇幼保健院

宁　艳　深圳市妇幼保健院

徐小芳　华中科技大学同济医学院附属湖北妇幼保健院

许金榜　福建省妇幼保健院

杨雅琴　华中科技大学同济医学院附属湖北妇幼保健院

尹　燕　华中科技大学同济医学院附属湖北妇幼保健院

张　花　华中科技大学同济医学院附属湖北妇幼保健院

张雪娟　山西省儿童医院

赵晓莉　大连市妇女儿童医疗中心（集团）春柳妇产院区

前　言

　　"眉间喜气报新黄，隔月先铺月子房。"妇人产后多虚多瘀，需要调养，以利康复。所以，在我国古代即形成了独特的"坐月子"生育文化现象。中医学凝聚着深邃的哲学智慧和中华民族几千年的健康养生理念及其实践经验，是中国古代科学的瑰宝。中医学在"坐月子"产后调理方面积累了丰富的实践经验，对促进产后康复和防病治病发挥了重要作用。

　　为了发挥中医在妇幼保健领域防病治病的作用，推进中医药在产后调理中的临床应用，中国妇幼保健协会中医和中西医结合分会组织专家编写了《产后中医调理》。本书从产后病理生理、食疗保健、体质调摄和产后病调理等方面详细介绍了中医药在产后调理中的临床应用。本书具有较强的针对性、实用性和操作指导性，适合从事妇产和妇幼保健工作的人员使用。

　　由于时间仓促，纰漏在所难免，不当之处，敬请指正。

中国妇幼保健协会中医和中西医结合分会主任委员
中国优生优育协会助孕与优生专业委员会主任委员
华中科技大学同济医学院附属湖北妇幼保健院首席顾问专家

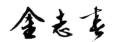

2022 年 10 月 10 日

目　　录

第一章　产后生理特点

产妇分娩以后,全身器官和组织(除乳腺)经过一系列变化会逐渐恢复到正常未孕状态,其中以生殖系统的变化最为显著。这种生理变化的过程约需6周,这段时间在临床上被称为产褥期。民间称这段时间为"月子",但略有不同:产后1个月(弥月)为小满月,产后3个月(百日)为大满月。

第一节　产后母体变化

胎盘娩出后子宫逐渐恢复至未孕状态的过程称为子宫复旧。子宫复旧是产后母体恢复的一个重要标志。子宫复旧主要表现为宫体肌纤维缩复、子宫变小及子宫内膜再生。一般情况下,产妇分娩后1d,子宫底在脐下1~2横指,子宫重约1000g,以后每天下降1~2cm。产后1~2d,下腹部会鼓起一个球形发硬的小包,而且阵阵作痛,产妇哺乳时疼痛更加明显,这是子宫复旧过程中的生理现象。子宫一般在10~14d降入骨盆腔内,在下腹部就摸不到子宫了。随着子宫肌纤维的不断缩复,子宫体逐渐缩小,至产后6周时,子宫可恢复到正常未孕大小。

妊娠期,胎盘附着于子宫内壁上,产后由于胎盘剥离,附着部位的子宫内壁就会出现创面,此创面需要经过一段时间才能靠子宫内膜的再生修复而愈合。在子宫复旧过程中,创面流出的血液由阴道排出体外,这种在月子里经阴道排出的血性物称为恶露。恶露中除含有血液外,还混有脱落的蜕膜组织、黏液、白细胞及细菌等。正常恶露有血腥味,但无臭味,一般持续4~6周,总量为250~500ml,个体差异较大。产后最初的3~4d,恶露呈鲜红色或暗红色,称为血性恶露;随着子宫收缩,出血逐渐减少,浆液增多,色渐变淡红,持续 7～10d,称为浆液性恶露;继后渐为不含血色的白色恶露,2～3 周干净。若产后血性恶露持续 10d 以上,或超过 6 周恶露仍未净,抑或伴有下腹部疼痛、发热或恶露发臭等则属病态,需考虑是否存在子宫复旧不全或感染的可能。

产后宫颈松弛、充血及水肿,分娩后宫颈外口呈环状。产后 2～3d,宫口仍可容纳 2 指;产后 1 周,宫颈内口关闭,宫颈管复原;产后 4 周,宫颈恢复至未孕状态。另外,宫颈外口在分娩时常发生轻度裂伤,使初产妇的宫颈外口由产前的圆形变为产后的"一"字形。

分娩后,阴道腔扩大,阴道壁松弛,肌张力低,阴道黏膜皱襞因过度伸展而减少甚至消失。产褥期,阴道腔逐渐缩小,阴道壁肌张力逐渐恢复,阴道黏膜皱襞约于产后 3 周重新显现。分娩后外阴轻度水肿,在产后 2～3d 可逐渐消退。处女膜在分娩时被撕裂,形成处女膜痕。大阴唇不再覆盖阴道口,所以阴道口裸露于外阴部,多产妇更为明显。

分娩时,盆底肌及其筋膜过度扩张致使其弹性降低,且常伴有盆底肌纤维部分断裂。若产后能坚持盆底肌康复训练,盆底肌有可能在产褥期即恢复至未孕状态。

正常分娩后 2～5d 为产褥利尿期,这是由于孕期有水潴留及躯干下部静脉回流受压解除。分娩时膀胱和尿道受胎先露压迫过久,导致膀胱、尿道黏膜充血、水肿,膀胱肌张力变低、充盈感减弱;会阴侧切或撕裂造成外阴创伤疼痛,使支配膀胱的神经功能紊乱;区域阻滞麻醉、腹压下降、精神过度紧张等均可导致产妇产后排尿困难或不能排净。因此应鼓励产妇尽早自行排尿,产后 4h 内应让产妇排尿。

产后 1～2d,因生产时失血伤液,加之产后出汗较多,产妇常感口渴,喜进流食或半流食。产褥早期,产妇腹肌及盆底肌张力降低、会阴部伤口疼痛、活动减少、饮食中缺乏纤维素及饮水少,加之肠蠕动减弱,容易发生产后便秘。产后胃肠肌张力及蠕动减弱,一般于产后 2 周左右逐渐恢复。

妊娠时,尤其在妊娠晚期,增大的子宫会使腹壁扩张,长期牵拉使部分弹性纤维断裂,腹壁出现妊娠纹,腹直肌呈不同程度分离,产后腹壁呈松弛状。多胎妊娠、胎儿过大、羊水过多、生育过多过密及腹直肌相对薄弱、腹白线强度低和腹白线宽度大的女性相对更容易产生腹直肌分离。腹壁紧张度需要在产后 6～8 周恢复。适当加强营养和产后腹肌锻炼有助于产后腹直肌分离的恢复。

产后,乳房的主要变化为泌乳。产后 7d 内分泌的乳汁称为初乳,产后 2～3d 乳房逐渐膨大,初乳增多。初乳浓稠,量少,微黄,极富营养及抗菌物质,对婴儿大有裨益,应提倡母乳喂养。产后 7d 后,乳汁中所含蛋白质含量逐渐减少,而脂肪和乳糖含量逐渐增加,系初乳向成熟乳逐步过渡。产后 14d 后所分泌的乳汁称为成熟乳,产后 4 周左右成熟乳趋于稳定。吸吮排乳反射是保持乳腺不断排乳的关键。产后不久即应让婴儿吸吮乳头,因为刺激乳头可促进垂体分泌催乳素;另外,刺激乳头能反射性地引起神经垂体释放缩宫素,缩宫素能使乳腺腺泡周围的肌上皮细胞收缩,排出乳汁,并促进子宫收缩。不断排空乳房也是维持乳汁分泌的一个重要条件。此外,乳汁分泌量还与产妇的营养、睡眠、情绪及健康状况密切相关。因此,要想有充足的乳汁哺养婴儿,就应该使产妇有充足的睡眠、丰富的营养和稳定的情绪,并避免其受到不良的刺激。

中医认为,产后最基本的生理变化为"虚"和"瘀"。"虚"者,多因分娩时的产伤、出血及用力导致耗气伤血,出现气血双虚。所谓"产后百节空虚",即是此意。由于产妇产后阴血骤虚、阳气易浮、腠理不密,因此在产后最初几天可能出现畏寒、怕风、微热、多汗等现象。营、卫、气、血可在数天后自调而缓解的不作病论。"瘀"者,表现为分娩创伤、冲任损伤。

乳汁来源于脏腑气血,气血旺盛则乳汁充足;气血亏虚则乳汁量少或无乳。乳汁与经血同源于气血,气血上行则为乳汁,下行则为月经,故哺乳期一般不行经。因此,产后妇女应加强饮食调理,多食富有营养的物质以化生气血,促进乳汁的分泌。

第二节　产后临床表现

自胎盘娩出后,产妇便进入了产褥期,产褥期是全身多系统逐渐复原的一段时间。在这段时间里,产妇的乳房要泌乳,子宫要复旧,身体的各个系统要逐渐恢复正常未孕状态。如产后1周通过排汗、排尿的增加来排出妊娠期体内潴留的水;胃酸增加、胃肠肌张力及蠕动恢复,使消化能力恢复正常;不哺乳或部分哺乳的产妇可有月经回潮。产妇在产褥期的临床表现属生理性变化。

因产程较长或分娩时过度劳累,产妇在分娩之后会觉得四肢酸痛、筋疲力尽,产后1~2d体温可能轻度升高,一般不超过38℃,此属正常生理现象。由于分娩后腹压降低、膈肌下降,产妇呼吸会变得深而慢,脉搏亦变慢。产后最初几天出汗较多,夜间睡眠和初醒时更为明显,这是由于产妇在怀孕后期体内潴留的水必须在产后排出体外,皮肤排泄功能较旺盛,出汗是排出体内多余水分的一个重要途径。

第三节 产后保健

中医对产后保健有其独特见解。针对产后这一特定时期的生理特点,产后保健从产妇的饮食、起居、情志及药物调理等方面进行综合调护。生活起居上讲究避风寒,调饮食,慎起居,怡情志;药物调理上主张适当服用补虚祛瘀之品。补气血以资化源,祛瘀滞而慎攻伐,以扶助元气恢复、清除体内瘀滞、促进全身器官(尤其是生殖器官)及各系统尽快恢复,从而预防产后疾病的发生。这亦是中医"治未病"思想的具体体现。

产后应尽早适当活动,产后6~12h即可下床做轻微的活动,并在科学的指导下,循序渐进地进行产后康复锻炼。这有利于促进子宫收缩及复旧,避免或减少静脉栓塞的发生,且有助于恢复腹肌及盆底肌张力。保持健康的形体有利于产妇身心健康。产后未满月之前禁房事,以免感染;若已恢复性生活,应采取避孕措施。

在产褥期末,即产后6周,产妇应到医院进行常规检查,包括全身检查及妇科检查,以了解全身尤其是盆腔器官的恢复情况,以便及时发现异常并及早处理,防止延误治疗和遗留病症。如有特殊不适,则应提前检查。

第四节　母 乳 喂 养

　　母乳是婴儿最理想的食物,亦是成本-效应最高的选择,纯母乳喂养能满足婴儿 6 月龄以内所需的全部液体、能量和营养素。尽早开奶并确保第一口食物为母乳是婴儿获得纯母乳喂养的必要保证。

　　母乳喂养对婴儿早期的健康生长发育具有保护效应,也是解决婴儿能量、营养需求与摄食消化能力之间矛盾的最佳方案。母乳的优点不胜枚举:①营养丰富,易于消化吸收,蛋白质、脂肪、糖三大营养素比例适当,其质与量随婴儿的生长发育需求发生相应改变,任何婴儿配方奶都不能与母乳相媲美;②肾溶质负荷低,有利于保护肾功能;③富含免疫球蛋白和免疫细胞,尤其是初乳,有利于婴儿肠道健康微生态环境的建立和肠道功能的成熟,降低感染性疾病和过敏发生的风险;④母乳喂养营造母子情感交流的环境,有利于婴儿心理行为和情感发展,还可以增进母子感情。越来越多的研究证实,儿童早期营养不良会加重成年期患肥胖、高血压、冠心病和糖尿病等慢性疾病的风险,母乳喂养有利于预防营养不良的发生。

　　母乳喂养对母亲近期和远期健康均有益处。吸吮刺激反射性地引起缩宫素的释放,促进产妇子宫的收缩,能使产后子宫早日恢复,从而减少产后出血等并发症;在某种程度上可抑制排卵,达到产后避孕的目的。产妇如不给婴儿哺乳,月经一般在分娩后 6～10 周时复潮,如哺乳则月经延迟复潮,甚至哺乳期间月经不来潮。但亦有产后 2 个月月经复潮者,因此不宜将哺乳作为避孕方法,以免发生产后再孕。母乳喂养还有利于消耗孕期体内堆积的脂肪。母乳喂养婴儿的女性与产后使用非母乳方式喂养婴儿的女性相比,减肥速度更快、效果更显著。另外,母乳喂养可降低母亲患乳腺癌和卵巢癌的风险。

第二章 产后病理特点

产褥期是产妇整个身心得到综合调养和恢复的一段时间。这段时间内,母体各系统变化很大,虽属生理范畴,但子宫内有较大创面,且乳腺分泌功能旺盛,若将息调理不当,容易发生感染和其他病理情况。"坐月子"这段时间是产妇的"多事之秋",产褥感染、乳腺炎、晚期产后出血、产后抑郁等多种严重威胁产妇身心健康的疾病都可能在这段时间内发生。

第一节 产后西医病理特点

由于产后母体体质相对虚弱,且生殖系统变化,如子宫胎盘着床创面未愈合、蜕膜不断脱落、宫颈口松弛、阴道口开张及恶露持续不断等,降低了机体的防御能力,导致机体极易被病原菌侵犯。除局限的创面感染外,细菌还可经淋巴管、血管扩散或直接蔓延,引起各种疾病,如子宫内膜炎、附件炎、血栓性静脉炎、腹膜炎,甚至菌血症与败血症。产褥感染发生与否,主要取决于产妇局部和全身的防御能力。女性生殖器官具有一定的防御功能,任何削弱产妇生殖道和全身防御功能的因素如贫血、营养不良、各种慢性疾病、产道损伤、胎盘残留等等,均有利于病原体的入侵与繁殖。因此,月子里应注意清洁卫生、休息及营养,若出现发热、腹痛和异常恶露应及早就诊。

产后,乳房将发生较大的变化。产后 2d 乳房开始增大,并可挤出乳汁。当乳房极度膨胀时,乳房皮下静脉充盈,表面青筋显露,局部皮温会增高,乳房肿胀疼痛,或触之有硬结,此时应及时排空乳房,可多让婴儿吸吮,积极采取措施促使乳汁排出,减轻淤积,以防形成乳腺炎。由于初产妇缺乏喂哺婴儿的经验,易致乳汁淤积。产后乳汁淤积如不及时排空易致感染,引起产褥期乳腺炎。因此,必须正确指导母乳喂养,哺乳时让婴儿吸空一侧乳房后,再吸吮另一侧乳房,吸不尽时要挤出,并加强产褥期乳房护理,保持乳头的清洁,如乳头有破损要停止哺乳,并用吸乳器吸出乳汁,在伤口愈合后再行哺乳。若乳房出现红、肿、热、痛,局部肿块及体温升高时,应及早治疗。

第二节　产后中医病理特点

由于产后妇女"多虚多瘀",临床上所出现的病理变化可概括为 3 点:一是亡血伤津、虚阳浮散,或血虚火动、变生他病;二是余血浊液易生瘀滞,或有胞衣残留,或感染邪毒,均可致瘀血内阻,败血为病;三是产后体虚,易感六淫(风、寒、暑、湿、燥、火六种外感病邪),且产后胃肠功能虚弱,肥甘厚味易伤肠胃,又因产后虚弱,如不节制房事,则易致房劳。总之,产后脏腑伤动,百节空虚,腠理不实,卫表不固,摄生稍有不慎或调补失当,均可致气血不调、营卫失和、脏腑功能失常、冲任损伤而变生产后诸疾。

第三章　产后饮食营养

产褥期营养的好坏直接关系到产妇的身体康复及婴儿的健康成长。产后应注意调补身体,尤其是饮食调补,使身体尽早复原,但是一定要掌握科学的饮食之道,不然会事与愿违。

第一节　营养基本知识

一、营养素的种类

人类为了生存,需要从食物中摄取机体所必需的营养素。尽管食物种类很多,但它们所含的营养素不外六大类,即蛋白质、脂肪、糖类(或称为碳水化合物)、维生素、无机盐及水。

二、营养素的功能与需求量

概而言之,营养素具有以下功能。

(1)供给能量:食物被氧化时能产生能量,供人体活动需要。能产生能量的营养素称为能量营养素,即蛋白质、脂肪及糖类。糖类为人体的主要能源,其次是脂肪,蛋白质最次。

(2)构成人体物质:人体含水 55%～67%、蛋白质 15%～18%、脂肪 10%～15%、无机盐 3%～4%、糖类 1%～2%。除某些维生素外,大部分的营养素皆为结构物质。

(3)人体代谢的物质基础:新陈代谢是人体最基本的特征。人体将食物中的营养素加以转化、吸收和利用,与体内原有的物质混合起来,按照一定的规律不断地进行化学反应。有的作为原料,细胞的生长和增殖、组织的形成和更新、器官的修复、人体的成长等都需要以这些营养素为原料;有的则分解为简单物质排出体外。这种不断更新的物质基础就是营养素。

(4)调节生理活动:人体能有条不紊地进行物质及能量代谢,与人体正常的生理调节功能密不可分。蛋白质、脂肪、糖类、维生素、无机盐及水皆能调节人体生理活动,包括体液平衡的调节、酸碱平衡的调控、血液的凝固、酶的活化、正常体温的调节、有效能量的释放及蛋白质的合成与分解等等。

以下简要分述各营养素的功能及需求量。

(一)蛋白质

1.蛋白质的分类

蛋白质是生命的基础。根据营养成分的不同,蛋白质可分为以下几种。

(1)完全蛋白质——能维持生命并协助身体各部分正常生长。动物性蛋白质大多是完全蛋白质,但胶质蛋白(如猪皮中所含的蛋白质)例外,它不属完全蛋白质。

(2)部分不完全蛋白质——能维持生命活动,但不能协助身体生长。

(3)不完全蛋白质——不能维持生命,也不能协助身体各部分正常生长。植物性蛋白质大多是不完全蛋白质,但大豆蛋白质却例外,它属完全蛋白质。

2.蛋白质的功能

(1)增加和修补身体各部分组织:人体组织最主要的成分为蛋白质,因此人体各组织的增加及修补实际上就是蛋白质的增加和修补。

(2)肌肉收缩功能:人体的一切机械运动和体内各脏器的重要生理功能,如肢体运动、心脏跳动、血管舒张、肠胃蠕动、肺的呼吸以及泌尿生殖过程,都是通过肌肉的收缩和舒张来实现的,而肌肉的主要成分为肌动球蛋白和肌动蛋白。

(3)催化功能:人体内的各种化学反应几乎都是在催化剂——酶的参与下进行的。几乎所有的酶都是蛋白质,迄今已知酶有1000多种。

正是由于酶的催化作用,人体的新陈代谢才能正常进行。

（4）免疫功能:外界病菌侵入人体,体内即本能地产生一种相应的免疫反应,以消除病菌对人体的影响,从而使人具有防御疾病和抵抗外界病原侵袭的能力。这种能力是通过免疫球蛋白,也就是人们常说的抗体而实现的。

（5）运载功能:一些脂类不溶于水,血液运输脂肪就是以蛋白质与其结合成的脂蛋白的形式运输的。人体吸入的氧气、体内一些物质分解产生的二氧化碳是由血中的血红蛋白来输送的。人体内能量代谢中的生物氧化过程,也需要蛋白质的参与。如电子转移,就是由细胞色素 C（一种蛋白质）来运载的。

（6）调节生理功能:如蛋白质有维持水分平衡的作用。血液中蛋白质缺乏时,其中的水分就会进入组织中从而产生水肿现象。

（7）供给能量:每克蛋白质在体内完全氧化分解能释放出约 $17kJ$ 的能量,这些能量可用于维持体温、促进代谢物的合成及其他生理活动需要。但是,蛋白质作为人体的能量来源是不经济的,应当摄取足够的糖类及脂肪来提供人体所需的能量。

（8）遗传功能:遗传的物质基础是核酸,脱氧核糖核酸上的碱基排列顺序决定生物体的最终类型和功能。脱氧核糖核酸发布命令,派出信使,指导蛋白质的合成。蛋白质是由许多种氨基酸按照一定顺序组成的,但需要有东西把运到的氨基酸按照指令一丝不差地装配起来,细胞中的核蛋白就是这样的装配手。核蛋白是蛋白质合成体系的主要组成成分,占 80％ 以上。从这个意义上说,核酸遗传信息的表达不仅最终的产物是蛋白质,同时也受蛋白质等因素的制约。

（9）其他生理功能:蛋白质是体内细胞各种膜结构的组成成分,参与信息传递、选择性地吸收物质等多种生理功能。某些激素,如胰岛素也是蛋白质,它在体内糖代谢及其他生理活动中起着重要的调节作用。某些感觉蛋白,如视网膜上的视色素、味蕾上的味蕾蛋白具有感觉功能,在人的识别、神经冲动、记忆等方面都起着重要作用。人体内的受体蛋白与体内某些相应激素或药物结合,起着特殊的生理功能及药理作用。

3.蛋白质的需求量

蛋白质摄取过多或过少都会对人体不利,我国有营养学者按照人们的生活需要,规定每千克体重每天蛋白质需求量为:成人1.2g、儿童1.5～2g、婴儿2.5～3g、孕妇后期平均为1.7g、哺乳期妇女2g。

4.蛋白质的互补作用

蛋白质是由氨基酸构成的。现已知天然氨基酸有80多种,人体营养所需要的仅20多种。其中8种氨基酸(赖氨酸、色氨酸、苏氨酸、苯丙氨酸、亮氨酸、异亮氨酸、缬氨酸和蛋氨酸)是人体所必需,但不能在人体内合成,而必须由食物蛋白质供给的,叫作必需氨基酸;其他十几种人体需要的氨基酸可以在人体内合成或由别的氨基酸转化,它们叫作非必需氨基酸。食物中蛋白质质量的优劣主要取决于必需氨基酸的组成是否齐全。一般来说,无论是动物类食物还是植物类食物,它们各自所含的氨基酸数量及种类也不尽相同。因此,为了提高营养价值,在日常饮食中,不但对植物类食物应力求品种多样,对动物类食物也要避免品种单一,且应将动植物类食物相互搭配,这样可避免出现某些必需氨基酸的缺乏,这叫作蛋白质的互补作用。

(二)脂肪

1.脂肪的功能

(1)储存和供给能量:人体从食物中获得的脂肪,经消化、分解、吸收与合成,小部分储存于体内,大部分经血液输送至肝脏及全身细胞慢慢氧化,生成二氧化碳和水,并放出热量。脂肪可以以多种形式存在于人体的各种组织中,其中一部分贮存在皮下,当机体需要时,可随时转化为热量。研究表明,1g脂肪在体内完全氧化可以放出38.9kJ的能量,比1g糖和1g蛋白质放出的能量要多1倍以上。脂肪摄入过多时,余下的就会贮存在体内使人发胖;长期消耗过多或补充不足,贮存的脂肪不断地氧化,人就会瘦下来。另外如果摄入的糖类过多,糖类就会转化为脂肪。

(2)保护机体:脂肪在体温条件下呈液态,这不仅有利于进行脂肪储存和需要时动员,而且能起到保护机体及内脏器官的作用。它如同软垫,使内脏器官免受撞击和震动的损伤。对内脏器官的固定起到支架作用。

(3)保持体温:脂肪不易导热,可以防止热量散失,对保持人体正常体温起着重要作用。

(4)参与组织结构:脂肪是细胞膜结构及细胞内各种细胞器膜结构的重要组成成分。它参与营养素物质与细胞的代谢产物穿越细胞膜的转运过程。

(5)促进脂溶性维生素的吸收:维生素 A、维生素 D、维生素 E、维生素 K 等脂溶性维生素不溶于水而溶于脂肪,当人体摄取脂肪时,食物中的脂溶性维生素也一起被吸收。当饮食中缺乏脂肪时,体内的脂溶性维生素也会缺乏。

(6)参与细胞代谢:脂肪和蛋白质的结合物脂蛋白是细胞结构的重要组成部分,它还是脂肪在血液中运输的载体。

(7)作为某些重要物质的前体:脂肪是人体合成某些重要物质(如前列腺素、皮质激素、性激素等)的前体或原料。这些物质对于维持人体的完整性和正常生命活动起着重要作用。

(8)协助神经冲动的传导:在髓鞘神经纤维周围的脂肪具有电绝缘作用,它可以协助神经脉冲沿神经纤维进行传导。

(9)调节生理功能:脂肪中含有不饱和脂肪酸(α-亚油酸、亚麻酸),它们是人体不可缺乏的营养物质,由于人体不能自行合成,所以又称必需脂肪酸。它们具有调节生理功能、降低血中胆固醇、防止动脉粥样硬化等作用。体内缺乏必需氨基酸会出现生长发育迟缓,易患各种皮肤病及不孕症等疾病的情况,产妇会出现乳汁分泌不足的情况。

(10)使食物气香味美,增进人的食欲:在烹调食物时,加入少量脂肪,可增加荤香,使食物味美可口。脂肪在消化道停留时间较长,可延长胃的排空时间,增加饱腹感,使人不易感到饥饿。

(11)脂肪对人体亦有不利作用:食物中脂肪过多或食物脂肪中动物脂肪过多对人体均有不利作用。食物中脂肪过多会给人体提供超过需要的热量,人体不能把它作为能量采用完,多余的脂肪便形成脂肪组织在体内沉积,使人体发胖,并易患多种疾病,如糖尿病、高血压和心脏病等。食物中含的动物脂肪过多还会引起动脉硬化。动脉硬化是发生冠心病和脑卒中的基础病变。

2.脂肪的需求量

脂肪提供的热量占一个人所需总热量的 15%～35%,平均 25%。按体重计算,每千克体重每天应摄入 1～2g 脂肪。

(三)糖类

糖类的化学通式为 $C_m(H_2O)_n$,其分子中 H 和 O 的比例通常为 2:1,与水分子中的比例一样,故称为碳水化合物。

1.糖类的作用

(1)供给能量:糖类、蛋白质和脂肪都可以供给能量,但蛋白质有更重要的生理功能,用掉不经济;脂肪是人体内能量的贮备库,一般不多动用;糖类的来源丰富,是经济的供能物质。人们称糖为生命的燃料,人体每天有 50%～55% 的能量由糖类来提供。1g 糖在体内充分氧化可放出 17.2kJ 的热量。

(2)构成人体组织:神经组织中均含有糖类。蛋白质、氨基酸、脂肪都是由一个个碳原子连接起来的,这些碳链都是由糖类化合物分解、转化而来的。血液中过剩的葡萄糖,除了转变为糖原贮存于肝脏和肌肉外,尚可转变为脂肪。因此,吃素食的人,多余的糖类转化为脂肪,仍会发胖。糖类不能转化为蛋白质,只能转化为一些非必需氨基酸。糖类摄取过多不好,太少也会影响脂肪的利用和蛋白质的功能。

(3)体内一些重要物质的组件:核酸是一种重要的遗传物质,含有核糖,核糖是由葡萄糖在代谢过程中转化而来的。核糖虽可从食物中吸收,但食物中核糖一般含量很少,且不易吸收。糖类可以与蛋白质结合成具有重要作用的糖蛋白,如某些抗体、酶及激素等。糖类也可与脂类结合形成糖脂,糖脂是组成神经组织的成分,又是细胞膜上具有识别功能的成分。人体组织细胞中均含有糖类。

(4)解毒作用:肝脏内糖原较多时,对某些物质如酒精、四氯化碳、砷等的解毒作用就强,对细菌感染引起的毒血症的解毒作用也强,可以保护肝脏免受一些有害因素的损伤。

（5）促进肠道蠕动：人体不能吸收膳食纤维，但它能促进肠道蠕动、增强消化腺的分泌功能，并能减少有害物质的积留和吸收，从而减少中毒症及肠癌的发生。膳食纤维还能与饱和脂肪酸结合，从而防止血浆中胆固醇的形成。植物类食物含膳食纤维较多。

（6）糖原储备作用：储存于肝脏及肌肉中的糖原是保证人体整个能量系统平衡的重要条件，它可以防止细胞代谢功能中断、防止细胞受损。

（7）蛋白质节省作用：体内糖类充足时，可避免人体用蛋白质作为燃料，从而保证蛋白质用于建筑身体的结构及其他重要功能。

（8）防止酮体产生：酮体是人体以脂肪做燃料时形成的中间产物，它对身体有毒性，正常情况下人体内酮体很少，并能被迅速地处理。但如体内缺乏糖类（如饥饿时），或人体不能很好地利用糖类（如患糖尿病时），便会产生大量的酮体，从而导致酮中毒。

（9）促进发育：糖类有助于蛋白质的合成，所以糖类能有效地促进人体发育。

（10）具有免疫功能：如某些免疫球蛋白为糖蛋白。

（11）对中枢神经系统的作用：体内糖类的含量充足且稳定是中枢神经系统正常工作的必要条件。大脑没有储备糖类的能力，它一分一秒也离不开血液中的糖类。长时间的低血糖性休克可造成大脑不可逆的损害。

2.糖类的需求量

糖类摄取过多或不足都会影响健康。摄入过多，糖类将转化为脂肪而致肥胖，并诱发多种疾病；摄入不足，体内贮藏的脂肪和蛋白质便会分解代谢，使体重减轻。一般而言，糖类的热量占全天消耗热量的50%～55%，糖类需求量为每千克体重每天4～6g。

（四）维生素

维生素是维持生命、促进生长、保证健康、增强机体抵抗力、调节生理功能不可缺少的营养素。它不是构成身体组织的原料，也不是供应能量的物质，但它却是维持机体正常生命活动所必需的营养素。现已知许多维生素是酶的辅酶或辅酶的组成成分，而辅酶是推动人体物质代谢和能量代谢整个化学反应过程的必需物质。因此，可以将维生素喻为生命机器的点燃剂。

维生素可分为水溶性维生素（主要有维生素 C、维生素 B₁、维生素 B₂、维生素 B₁₂、维生素 PP 和叶酸等）和脂溶性维生素（主要有维生素 A、维生素 D、维生素 E、维生素 K 等），水溶性维生素能溶在水里，脂溶性维生素可溶于油脂内。目前已知的维生素已有 20 多种，大多数不能在体内合成，必须由食物供给。

下面分述几种主要维生素的功能及需求量。

1. 维生素 A

1）维生素 A 的功能

（1）维持呼吸道、消化道、泌尿道及性腺等的上皮细胞组织的健康。维生素 A 缺乏会出现上皮组织萎缩，皮肤干燥、脱屑，毛囊角化，形成棘刺状角质毛囊丘疹等情况；还会导致眼结膜上层角化，产生干眼症；甚至发生角膜软化、溃疡穿孔而致失明。

（2）参与视网膜内视紫红质的合成，维持正常视觉，防止夜盲症。

（3）促进生长发育，对胎儿及婴儿的生长发育尤为重要。

（4）增强对传染病的抵抗力。

（5）防止多种类型上皮肿瘤的发生和发展。维生素 A 缺乏时会增加对化学致癌物的易感性。

（6）保持正常的生殖功能。

2）维生素 A 的需求量

成人每天维生素 A 的需求量为 0.66mg，孕妇及哺乳期妇女的供给量可适当增加。

摄入过多的维生素 A 会引起中毒，中毒症状表现为头晕、头痛、厌食、腹泻、感觉过敏、皮肤粗糙、面部或全身鳞状脱皮、毛发脱落、肝脏肿大、肌肉僵硬等现象。及时停用，症状即可消失。

2. 维生素 B₁

维生素 B₁ 在空气和酸性环境中较稳定，在中性和碱性环境中遇热易受破坏。

1）维生素 B₁ 的功能

维生素 B₁ 的功能主要是维持人体正常的糖代谢。维生素 B₁ 是脱羧辅酶的重要成分,而脱羧辅酶是调节糖代谢的重要物质。因此,维生素 B_1 是人体充分利用糖类所必需的物质。维生素 B_1 可维持神经、消化、肌肉及循环系统的正常功能,可以促进身体生长、帮助消化、增进食欲。维生素 B_1 缺乏时,会出现恶心、消化不良、顽固性便秘、胃壁张力减低、胃酸缺乏、脚气病等;严重时会引发脚气性心脏病,表现为心悸、气急、胸闷、心动过速、水肿,甚至心力衰竭。

2)维生素 B_1 的需求量

人体对维生素 B_1 的需求量与糖代谢和热量代谢有关。每天热量需求越多,膳食中糖类含量越高,人体对维生素 B_1 的需求量也就越多。维生素 B_1 的供给量标准一般按每 4185kJ 热量需要 0.5mg 维生素 B_1 来计算,如成年男子中等体力劳动者每天需要热量约 12555kJ,则维生素 B_1 的需求量约为 1.5mg,儿童、孕妇和哺乳期妇女可适当增加供给量。

3. 维生素 B_2

维生素 B_2 耐热,在中性和酸性环境中比较稳定,遇碱及强光会受到破坏。

1)维生素 B_2 的功能

维生素 B_2 是人体内许多重要辅酶的组成部分,能维持机体健康,促进生长发育。人体缺乏维生素 B_2 会发生代谢紊乱,出现口角炎、唇舌炎、角膜血管翳、角膜炎、视物不清、白内障、脂溢性皮炎、阴囊炎、女性外阴炎等。

2)维生素 B_2 的需求量

人体对维生素 B_2 的需求量和对维生素 B_1 的需求量一样,儿童、孕妇及哺乳期妇女应适当增加供给量。

4. 维生素 B_6

1)维生素 B_6 的功能

维生素 B_6 对热稳定,易被光及碱破坏,是氨基酸转氨酶和氨基酸脱羧酶的辅酶,参与蛋白质及脂肪的代谢过程,参与烟酸、血红蛋白的合成及氨基酸在体内的运输。维生素 B_6 缺乏时会出现皮炎、贫血、脑功能紊乱等。

2)维生素 B_6 的需求量

人体对维生素 B_6 的需求量与人体摄入的蛋白质含量有关。摄入的蛋白质越多,需要的维生素 B_6 也就越多。推荐的维生素 B_6 摄入标准是成人每天 2mg。摄入过多(如每天超过 1g)可导致神经系统损害。

5.维生素 B_{12}

维生素 B_{12} 分子中含有钴,耐热,在中性和弱酸性溶液中比较稳定,易被碱和强光破坏。

1)维生素 B_{12} 的功能

(1)促进红细胞的发育和成熟,缺乏时会出现巨幼红细胞贫血(恶性贫血)。

(2)参与胆碱的合成,胆碱是脂肪代谢中必不可少的物质,缺少了胆碱会产生脂肪肝,影响肝脏的功能。

2)维生素 B_{12} 的需求量

推荐的维生素 B_{12} 摄入标准是成人每天 $3\mu g$。

6.维生素 C

维生素 C 呈酸性,在酸性溶液中较稳定,易溶于水,遇热和碱易被破坏,与某些金属(特别是铜)接触后被破坏得更快,故烹调时易损失。

1)维生素 C 的作用

维生素 C 是一种活性很强的还原性物质,参与体内重要的生理氧化还原过程,是机体新陈代谢不可缺少的物质。它能促进细胞间质的形成,维持牙齿、骨骼、血管、肌肉的正常功能和促进伤口愈合,促进抗体的产生,提高白细胞的吞噬作用,增强人体的抵抗力,促进肠道内铁的吸收。当含铅、苯、砷类的有毒物质进入体内时,服用大剂量维生素 C 能起到解毒的作用,并能阻断致癌物亚硝胺的形成。

缺乏维生素 C 可出现血液及骨骼变化,表现为身体乏力、食欲减退、容易出血、牙龈萎缩、水肿、血管脆性增加、全身出现出血点等。

2)维生素 C 的需求量

由于维生素 C 易被破坏,故摄入量略高会有益于提高抵抗力和保持身体健康,因而供给量应大于需求量。一般成人每天维生素 C 的需求量为 100mg,儿童根据不同年龄为每天 30～90mg,孕妇每天 100mg,哺乳期妇女每天 150mg。

7. 维生素 D

维生素 D 种类很多，主要有维生素 D_2 和维生素 D_3。维生素 D_2 的前体是麦角固醇，植物中的麦角固醇经紫外线照射可转变为维生素 D_2。维生素 D_3 是由人体皮肤内的 7-脱氢胆固醇在紫外线的照射下转变而成的。

1）维生素 D 的功能

人体内维生素 D 主要参与钙和磷的代谢。它能促进肠道内钙、磷的吸收，利于钙、磷的沉着，促进骨组织的钙化。

缺乏维生素 D 可导致小儿佝偻病，成人可出现软骨病、骨质疏松症。血钙下降可致手足搐搦症等。

2）维生素 D 的需求量

食物不是维生素 D 的主要来源。在一般膳食情况下，只要经常晒太阳，就不会缺乏维生素 D。只有婴幼儿、少儿、孕妇、哺乳期妇女等对其的生理需求量增加时，才需另外补给维生素 D。一般两岁以下的婴幼儿每天摄入量为 $7.5\sim10\mu g$，少儿、孕妇及哺乳期妇女每天需求量为 $10\sim20\mu g$。除补充维生素 D 外，还应经常到户外晒太阳。

维生素 D 摄入过量会导致人体中毒，出现厌食、恶心、腹泻、多尿及烦渴等症状，并引起钙、磷含量增高，引起高钙血症、肾结石、肾小管及其他软组织钙化、肾功能减退等，因此不能滥补维生素 D。

8. 维生素 E

维生素 E 耐热、酸、碱，但极易被氧化，受紫外线照射后易被破坏。

1）维生素 E 的作用

维生素 E 的作用有维持正常的生殖功能和胚胎发育、延长细胞寿命及抗氧化作用。临床上常用维生素 E 防治习惯性流产。

儿童缺乏维生素 E 会发生肠道吸收不良综合征。

2）维生素 E 的需求量

维生素 E 的需求量因人而异。孕妇、哺乳期妇女、新生儿，尤其是未成熟儿及老人等对维生素 E 的需求量大。需求量的推荐标准是成年男子每天 10mg，成年女子每天 8mg，儿童根据不同年龄为每天 $3\sim8mg$ 不等,孕妇及哺乳期妇女的供给量应稍增加。

9. 维生素 K

维生素 K 耐热,易被碱和紫外线破坏。维生素 K 包括维生素 K_1、维生素 K_2 及维生素 K_3。维生素 K_1 多存在于植物中;维生素 K_2 是由人体肠道内细菌合成的;维生素 K_3 为水溶性维生素,易吸收,故广为应用。

1)维生素 K 的功能

维生素 K 的主要作用是促进血液凝固。凝血过程需要凝血因子的参与,肝脏中有合成凝血因子的酶,但如没有维生素 K,这些酶就没有活性,就不能合成凝血因子,血液凝固就会受到障碍。

2)维生素 K 的需求量

成人每天需维生素 K $70\sim140\mu g$,儿童需求量略少于成人,孕妇、哺乳期妇女需求量稍增多。人体一般不会缺乏维生素 K,这是因为:①人体对维生素 K 的需求量很小;②肠道内的细菌可以合成维生素 K,可以满足人体需要。

10. 维生素 PP

维生素 PP 是由烟酸和烟酰胺组成的。它是维生素中性质最稳定的一种,溶于水及酒精,耐热、酸和碱,且不易被氧化破坏。

1)维生素 PP 的作用

维生素 PP 是构成脱氢酶的辅酶,是组织中重要的氢传递体,参与机体氧化还原过程,且可促进消化,维持皮肤及神经功能。

由于维生素 PP 分布较广,一般不会缺乏,只有以玉米为主食的地区和某些山区的居民会发生维生素 PP 缺乏症。缺乏维生素 PP 会出现癞皮病。

2)维生素 PP 的需求量

维生素 PP 的需求量同维生素 B_1 和维生素 B_2 一样,随着能量的供给量而改变。从事轻体力劳动的成年男子每天维生素 PP 需求量为 13mg,11~13 岁的儿童每天需求量为 14mg,孕妇及哺乳期妇女需求量为 17~20mg。

(五)无机盐

无机盐亦称矿物质。人体内有 60 多种无机盐,它们是维持人体正常生理活动不可缺少的物质。无机盐既是人体的构造者，又是生命活动的激动者、调节者、转运者、控制者。如离子化的钠和钾控制着整个体液的转移；动力化的磷和钙是人体骨架的结构基础；许多无机盐在人体物质代谢中起着催化作用。

人体每天的需求量在 100mg 以上的元素叫作常量元素（钙、磷、镁、钠、钾、氯、硫），需求量极少的则称为微量元素（铁、碘、锌、铜、锰、铬、钴、硒、钼、氟等），它们都是人体所必需的。

现介绍主要元素的功能及需求量。

1. 钙

1）钙的生理功能

（1）形成骨骼及牙齿：体内 99％ 的钙存在于骨骼及牙齿中，钙能促进骨及牙齿的生长。

（2）钙是血液凝固的必需要素。

（3）完成神经冲动的传导。

（4）参与肌肉的收缩和舒张。无论是心肌还是骨骼肌，都需要钙离子的存在才能进行收缩和舒张，钙离子浓度高时肌肉收缩力增强。

（5）维持细胞膜的通透性，从而影响细胞与外界的物质交换。

（6）对许多酶有激活作用。

人体缺钙会患佝偻病、软骨病及骨质疏松症。血浆中含钙量若低于正常量的 10％，即会出现心跳加快、心律不齐、手足抽搐等。含钙量过高则会出现骨质硬化症，甚至软组织也会出现钙的沉积或骨化。

2）钙的需求量

人体对钙的需求量为成人每天 600mg，孕妇及哺乳期妇女每天 1500～2000mg，1 岁以内的婴儿每天 360～540mg，儿童每天 800～1200mg。

食物中钙的含量较多，但由于多种因素，常有大部分不能被人体吸收。这些因素有：①体内缺乏维生素 D；②所食食物中草酸或植酸含量过多，导致形成难溶性的草酸钙及植酸钙（含草酸较多的食物有菠菜和竹笋等，含植酸较多的食物是谷类，尤其是荞麦和燕麦）；③所食食物中磷酸盐含量过多，与钙生成难溶性的正磷酸钙，不利于钙的吸收和利用。

2. 磷

1)磷的生理功能

（1）形成骨骼及牙齿。

（2）参与糖代谢：人体内的糖首先与磷结合才能被活化，这一过程叫糖的磷酸化。

（3）参与脂肪在人体内的转运过程。

（4）参与体内的能量转化：人体内代谢所产生的能量是以三磷酸腺苷的形式被利用、贮存或转化的。三磷酸腺苷含有高能磷酸键，为人体生命活动提供能量。

（5）缓冲作用：磷酸盐缓冲系统可使细胞内液的酸碱度维持恒定。

2)磷的需求量

磷在食物中含量较多，人体一般不易缺磷。人体对磷的需求量为成人每天 1200mg，孕妇及哺乳期妇女每天 2000mg，儿童每天 1000～1500mg。

3. 镁

1)镁的生理功能

（1）代谢作用：镁是许多酶的激活剂，它对于糖及蛋白质等的代谢均有促进作用。

（2）促进细胞的增殖和生长，维持人体组织的完整性。

（3）激素样作用：皮质激素对血磷的调节作用与体内镁的含量有关。

（4）对平滑肌的作用：血中镁离子浓度降低时，可减弱平滑肌的张力，使血管壁舒张。

（5）对神经系统的作用：血中镁离子浓度降低时，神经系统应激性升高，并易兴奋；镁离子浓度增高则对神经系统有镇静作用。

人体缺镁时会产生慢性呼吸衰竭、急性腹泻、慢性肾功能衰竭等。表现有情绪不安、易于激动、肌肉震颤、手足搐搦、神经反射亢进、心跳过速及心律不齐等。

2)镁的需求量

成人每天镁的需求量为 200～300mg，孕妇及哺乳期妇女应稍增加供给量。

4. 钠

1）钠的生理功能

（1）维持体液平衡与酸碱平衡：钠是细胞外液中的主要阳离子，在维持体液平衡方面起着重要作用。钠参与形成磷酸氢盐和碳酸氢盐，是人体内主要的酸碱缓冲物质，维持体液的酸碱平衡。

（2）维持细胞膜的通透性：许多物质在通过细胞膜时，都需要在钠离子的作用下完成与外界的物质交换。

（3）维持神经和肌肉正常的兴奋性。在神经兴奋传导过程中，钠离子起着重要的作用。

2）钠的需求量

推荐的钠的摄入标准是成人每天1100～3300mg。

5. 钾

1）钾的生理功能

（1）维持体液电解质平衡及酸碱平衡。

（2）维持肌肉的兴奋性：钾离子与钙离子、钠离子一起参与神经、肌肉的刺激和兴奋过程，参与调节肌纤维的收缩过程。这种调节作用对心肌尤为重要。高钾血症是肾功能衰竭、严重脱水和休克的致命并发症，它可以引起心脏传导阻滞，使心率减慢，严重时可致心脏处于舒张状态而停止跳动。血钾浓度过低，则可出现肌肉过度兴奋和抽搐，导致心动过速及各种心律失常，严重时可出现心搏骤停。

（3）参与体内糖及蛋白质的代谢：葡萄糖由细胞外向细胞内转移时及在细胞内合成蛋白质的过程都需要钾的参与。

（4）参与维持血压：摄入钾过多可使血压下降，饮食中摄入的钾不适当可导致原发性高血压。

2）钾的需求量

成人每天钾的摄入量的安全范围为1875～5625mg，每天摄入2000～4000mg较为适宜。在正常情况下，人体一般不会缺钾。

6. 氯

1）氯的生理功能

（1）维持体液电解质平衡及酸碱平衡。

（2）形成胃酸，维持胃的消化功能。

2）氯的需求量

氯的需求量推荐标准为成人每天 1700～5100mg。食盐是人体摄入氯的主要来源。

7.硫

1）硫的生理功能

（1）维持蛋白质结构。

（2）增强某些酶的活性。

（3）参与人体的新陈代谢。

（4）对人体某些有毒代谢产物具有解毒作用，它可以和有毒物质结合，然后再随尿排出体外。

2）硫的需求量

人体对硫的需求量未有精确的测定。人体内的硫一般是从含硫氨基酸的食物中获得的。

8.铁

1）铁的生理功能

（1）参与形成血红蛋白，从而完成体内氧的运输。

（2）参与细胞氧化产生能量的过程。

人体缺铁时可产生缺铁性贫血，铁过多时可发生含铁血黄素沉着症及色素沉着症。

2）铁的需求量

铁的需求量因人而异，成年男子每天需要 10mg，成年女子每天需要 18mg；孕妇、哺乳期妇女每天需要 30～60mg；婴儿每天需要 10～15mg，儿童每天需要 15～18mg。

9.碘

1）碘的生理功能

碘在人体内参与合成甲状腺素，人体缺碘可发生地方性甲状腺肿及呆小病。

2）碘的需求量

成人碘的需求量为每天 100～150μg，孕妇、哺乳期妇女及青少年可

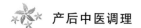

适当增加供给量。

10.锌

1)锌的生理功能

锌是许多酶的组成部分,其主要功能是参与多种营养素的代谢,促进机体生长发育、性的成熟及参与生殖过程,锌还有生血功能。

缺锌可导致人体生长发育迟缓、生殖功能低下、感觉损伤(尤其是味觉减退)、伤口不易愈合、肠道吸收功能不良等。

2)锌的需求量

成人锌的需求量为每天 15mg,婴儿 3～5mg,儿童 10～15mg,孕妇及哺乳期妇女需求量较成人稍增加。

11.铜

1)铜的生理功能

铜在人体内所起的作用与铁密切相关,主要是促进红细胞的成熟和参与血红蛋白的合成。铜还参与其他特殊蛋白质(如铜蓝蛋白等)的合成。

缺铜可引起消化吸收不良及肾病;铜过多时可发生肝豆状核变性。

2)铜的需求量

成人每天需铜 2～3mg,婴儿每天需 0.5～1mg,儿童每天需 1～5mg,孕妇及哺乳期妇女需求量较成人稍增加。

12.锰

1)锰的生理功能

锰是人体内多种酶的辅酶的组成成分,锰的功能是广泛地参与人体的代谢。

糖尿病患者常出现血锰降低,人体蛋白质及能量缺乏时均可造成锰的缺乏。

2)锰的需求量

成人每天锰的需求量为 2.5～5mg,婴儿为 0.5～1mg,儿童为 1～5mg,孕妇及哺乳期妇女需求量较成人适当增加。

13.铬

1)铬的生理功能

铬的作用与糖代谢密切相关,铬可促进人体对糖的吸收,并增加人体对糖的耐受力。因此,铬能增强胰岛素对糖代谢的作用,并能增加高密度脂蛋白的含量。铬还能降低血中胆固醇的含量。

2)铬的需求量

成人每天铬的需求量为 0.05～0.2mg,婴儿为 0.01～0.06mg,儿童为 0.02～0.2mg,孕妇及哺乳期妇女需求量较成人适当增加。

14.钴

钴主要存在于维生素 B_{12} 内,并随之被人吸收。钴是维生素 B_{12} 的组成成分,它对人体的作用如同维生素 B_{12} 的作用。当人体缺乏维生素 B_{12} 时,也同时缺乏钴。钴在食物中含量甚微,人体对它的需求量也极低。

15.硒

1)硒的生理功能

硒的生理功能主要是与维生素 E 一起发挥解毒作用。硒还参与牙齿的构成。缺硒可引起克山病。

2)硒的需求量

人体对硒的需求量为成人每天 0.05～0.2mg,婴儿每天 0.01～0.04mg,儿童每天 0.02～0.2mg,孕妇及哺乳期妇女需求量较成人稍增加。

16.钼

1)钼的生理功能

钼是多种酶的重要构成要素,可参与人体内铁的利用、预防贫血、促进发育,并能促进糖类和脂肪的代谢。

缺钼可导致体内的能量代谢过程发生障碍,致使心肌缺氧而出现灶性坏死。

2)钼的需求量

成人每天钼的需求量为 0.15～0.5mg,婴儿为 0.03～0.08mg,儿童为 0.05～0.5mg,孕妇及哺乳期妇女需求量较成人稍增加。

17.氟

1)氟的生理功能

氟主要在骨及牙齿中蓄积,可增加骨及牙齿的坚硬度,还可以用来预防龋齿,有助于治疗骨质疏松症。体内氟过多会导致牙齿氟化、松脆,变黄而无光泽。

2）氟的需求量

成人每天需氟1.5～4.0mg，婴儿每天需0.1～1.0mg，儿童每天需0.5～2.5mg，孕妇及哺乳期妇女需求量较成人稍增加。

（六）水

水是维持人体生命活动不可缺少的物质。人体各部分都含有水，年龄越小，体内含水越多，新生儿体内含水量可达体重的80％，成年女性可达50％～55％，男性为55％～60％。人失水10％，生理功能即发生严重紊乱，失水20％即可能死亡。

1）水的生理功能

（1）代谢反应的基础：人体内所进行的一切反应在本质上都是以水为基础的，人体内环境就是含有离子和分子的水液。在反应过程中，水可能是生成物，也可能是参加反应物，只有它存在，反应才能进行。任何食物均需经过水的溶解、水解、游离后才能被消化、吸收，糖类、蛋白质及脂肪等物质的代谢均需要水解。因此，没有水就没有代谢反应，也就没有生命活动。

（2）运输养料及代谢产物：人体需要的营养素都是以不同的形式通过水来运输的；代谢废物也是通过水的运输作用而排出体外的。

（3）调节体温：水能吸收较多的热量，并通过出汗、呼吸及排泄尿、粪等来维持体温。

（4）润滑作用：水是体腔、关节、呼吸道、消化道及泌尿道等组织表面良好的润滑剂。

（5）维持细胞组织的正常功能：细胞内外的水分相对平衡，其功能才能正常。因此，人体内的水分及细胞内外的水分应相对恒定。

2）水的需求量

体内的水经呼吸、皮肤蒸发、出汗及尿、粪等排出体外，又通过饮食（外源水）及糖类、脂肪和蛋白质等营养物在体内氧化产生的水（内源水）来供给，出入相对平衡。一般成人每天水的需求量为每千克体重需40ml。婴幼儿新陈代谢旺盛，需水量以每千克体重算要高出成人2～4

倍。哺乳期妇女水的需求量亦稍多。水有利于乳汁的分泌,所以哺乳期妇女应多进一些汤食。

三、饮食与营养

人体是通过摄取食物而获得营养的,合理选择并摄取满足机体需要的营养物质对身心健康发展有着重要意义。

1. 蛋白质

蛋白质含量较高的食物主要有各种肉类(如猪肉、牛肉、羊肉、鸡肉、鸭肉、鱼类等)、蛋类、牛奶、大豆、花生、大米、小麦、玉米、高粱、小米等,以肉类、蛋类、大豆、芝麻、豌豆、花生等含量较多。在摄取蛋白质时,提倡粗细粮搭配、荤素搭配、粮菜搭配,这样有利于蛋白质的互补。

2. 脂肪

脂肪含量较高的食物主要有各种油类(如植物油、动物脂肪、动物肥肉)、蛋类、牛奶、黄豆、芝麻、松子仁、核桃仁、葵花籽、花生等。

3. 糖类

糖类是地球上含量丰富、广泛存在且易于获得的营养品。许多植物,如谷类、蔬菜及水果等都含有大量的糖类。常见的含糖量较高的食物有大米、小麦、玉米、绿豆、豌豆、赤小豆、黄豆、蜂蜜、食用糖、荸荠等。

4. 维生素

(1)维生素 A。含维生素 A 较多的食物有动物肝脏、蛋类及鱼肝油等。另外,维生素 A 可由胡萝卜素在体内转化而成。含胡萝卜素较多的食物有绿叶菜(如油菜、菠菜、芹菜等)、红黄色菜(如胡萝卜、红薯、西红柿、南瓜等)、红黄色水果(如橘、橙、杏、柿、香蕉等)。

(2)维生素 B_1。含维生素 B_1 较丰富的食物有猪肉、牛肉、动物肝脏、粗制谷物(如粗面粉、黑面包等)、豆类、蛋类、鱼类及新鲜蔬菜等。米糠、麸子里维生素 B_1 含量较多,因此,洗米时淘米次数不宜过多,也不要用力搓米。

(3)维生素 B_2。维生素 B_2 含量较多的食物有牛奶、动物内脏、蛋类、豆类、花生、芝麻、谷物及新鲜蔬菜等。

(4)维生素 B_6。维生素 B_6 含量较多的食物有谷物、动物肝肾及肉类等,牛奶、鸡蛋及蔬菜中也有一定的维生素 B_6。肠道细菌也可合成维生素 B_6。

(5)维生素 B_{12}。维生素 B_{12} 含量较多的食物主要是动物类(如动物内脏、瘦肉等)、牛奶、鸡蛋及奶酪等。肠道细菌也可合成维生素 B_{12}。

(6)维生素 C。维生素 C 在新鲜水果及蔬菜中含量都较多,如橘、枣、山楂、西红柿、柿、石榴、菠萝、土豆、红薯、白菜、卷心菜等。某些海产品中维生素 C 含量亦高。但维生素 C 怕热、怕氧化、怕碱,易与某些金属离子(如铁离子、铜离子等)发生反应而失效。因此,洗菜时不要久泡,要先洗后切,炒菜、熬菜及盛菜不要用金属器具。

(7)维生素 D。天然食物中维生素 D 的含量很少。它主要存在于酵母及鱼肝油中。

(8)维生素 E。油脂类食物如红棕榈油和橄榄油都富含维生素 E,其次为牛奶、蛋类、谷类、肉食、鱼类及多叶子的蔬菜等。

(9)维生素 K。维生素 K 含量较多的食物有甘蓝、菠菜、花菜等,动物肝脏、蛋类也含有维生素 K,体内肠道细菌也可合成维生素 K。

(10)维生素 PP。动物性食物含有较多的维生素 PP。动物的肝、心、肾内维生素 PP 含量较高,瘦肉、鱼蟹类、蛋类及奶类中含量亦不少。植物类食物如豆类、硬果类及谷类中维生素 PP 含量也较多。

5.矿物质

(1)钙。钙在食物中含量丰富,人体如不存在妨碍吸收的因素、不缺乏维生素 D,普通饮食中的钙即足以满足需要。动物类食物中的奶类含钙丰富,虾、蟹、蛤蜊、蛋类以及绿叶蔬菜和豆类含钙均较多。蔬菜的叶色越绿,含钙越多。但菠菜含草酸较多,不利于钙的吸收,烹饪前用开水余一下为好,且小儿不宜多食。

(2)磷。磷和钙在食物中的分布比较一致,含钙多的食物含磷也较多。但瘦肉中含钙不太多,含磷较为丰富,是补磷的良品。

(3)镁。含镁多的食物主要有小米、小麦、大麦、豆类、肉类及动物内脏、核桃及海产品等。

(4)钠。食物中钠的主要来源是烹调时使用的食盐,海产品中也有丰富的钠,含钠较丰富的食物还有牛奶、肉类、鸡蛋以及某些蔬菜(如胡萝卜、菠菜、芹菜等）。

（5）钾。钾广泛地存在于天然食物中，谷类、水果（如橘、香蕉等）、多叶蔬菜、土豆及肉类均能提供足够的钾。

（6）氯。氯的食物来源是食盐，即它和钠结合形成氯化钠。

（7）硫。人体内的硫主要从含硫氨基酸的食物中获得。

（8）铁。含铁多的食物有动物肝肾、肉类、鸡蛋、豆类、粗制谷物、某些蔬菜（深绿色叶子蔬菜）及核桃等。

（9）碘。碘主要来源于海产品，如海带、紫菜、海产鱼、虾、蟹及海盐等都含有丰富的碘。

（10）锌。锌在食物中广泛存在。含锌丰富的食物有海产品、动物肝脏、瘦肉、牛奶、奶酪、鸡蛋及粗制谷物等。

（11）铜。铜在食物中广泛存在，含铜多的食物有动物肝脏、肉类、海产品、粗制谷物及核桃等。

（12）锰。粗制谷物、大豆、多叶蔬菜等含锰丰富。

（13）铬。铬在谷物、酵母、动物蛋白、大白菜、小米、玉米及南瓜中含量比较丰富。

（14）钴。动植物类食物中均含有钴，其主要来源为维生素 B_{12}。

（15）硒。含硒较多的食物有海产品、荚豆、谷物、低脂肉制品、奶制品及蔬菜等。

（16）钼。含钼丰富的食物有荚豆、谷物、牛奶、肉类及蔬菜等。

（17）氟。含氟多的食物有鱼及鱼制品，还有蔬菜及某些含氟量高的饮用水等。

第二节 产后营养与饮食

一、产后营养的重要性

孕妇产后即面临两大任务，一是产妇自身身体恢复，二是哺乳，即喂养宝宝。这两个方面均需要营养,因此月子里的产妇尤其需要重视营养。产妇由于在分娩时耗力及伤血,丢失了大量的蛋白质、脂肪、糖类、各种维生素、多种矿物质及水分,因此产后初期会感到疲乏无力、面色苍白、易出虚汗,胃肠功能也趋于紊乱,出现食欲不振、饥不思食、食而无味等现象,再加上乳汁分泌也会消耗能量及营养素,此时倘若营养调配不好,不仅母亲身体难以康复,容易得病,而且还会影响婴儿的生长发育。

二、产后营养需求

研究发现,在产后 1 年内,哺乳期妇女每天需要热量 13394kJ、蛋白质 90～100g、钙 1500～2000mg、铁 30～60mg、维生素 A 1.2mg、维生素 B_1 1.6mg、维生素 B_2 1.6mg、维生素 PP 17～20mg、维生素 C 150mg 等。

三、产后饮食特点

(1)少食多餐。每天餐次应较一般人多,以 5～6 次为宜。这是因为少食多餐有利于食物的消化、吸收,保证充足的营养。产后产妇胃肠功能减弱,蠕动减慢,如一次进食过多,反而增加胃肠负担。少食多餐有利于胃肠功能的恢复,减轻胃肠负担。

(2)干稀搭配。每餐食物应做到干稀搭配。干者可保证营养的供给,稀者则可提供足够的水分。乳汁中含有大量水,这就需要母亲多补充水分,以利于乳汁的分泌;产后失血伤津,亦需要水分来促进母体康复、防止产后便秘等。饮食中干稀搭配比单纯喝水来补充水分要好得多,这是因为食物中的汤汁既有营养,又可以增加食欲,而单纯饮水会冲淡胃液、降低食欲。除喝汤外,还可以饮用果汁、牛奶等。

(3)荤素搭配,避免偏食。从营养角度来看,不同食物所含的营养成分种类及数量不同,而人体需要的营养是多方面的,偏食会导致某些营养素的缺乏。产后身体恢复及哺乳,食用热量高的肉类食物是必需的,但蛋白质、脂肪及糖类的代谢需要其他营养素的参与,偏食肉类食物反而会导致其他营养素的不足。就蛋白质而言,荤素食物搭配有利于蛋白质的互补。从消化吸收角度来看,过食荤食有碍胃肠蠕动,不利于消化,导致食欲降低,"肥厚滞胃"正是这个道理。某些素食除含有肉类食物所不具有或少有的营养素外,一般多含有膳食纤维,能促进胃肠蠕动、助消化、防止便秘。因此荤素搭配、广摄各类食物既有利于营养均衡,又能促进食欲,还可防止疾病的发生。

(4)清淡适宜。一般认为,月子里饮食宜清(尽量不放调料)、淡(不放或少放盐),此种观点并不完全正确。月子里的饮食应清淡适宜,即在调料上(如葱、姜、蒜、花椒、辣椒、料酒等)应少于一般人的量,食盐也以稍少放为宜,但并不是不放或过少。放各种调料除能促进食欲外,对产妇身体康复亦是有利的。中医认为,产后宜温不宜凉,温能促进血液循环,寒则凝固血液。在月子里身体康复过程中,余血浊液(恶露)需要排出体外,产伤亦有瘀血停留,食物中添加少量葱、姜、蒜、花椒、辣椒及料酒等性偏温的调味有利于血行而不促进血凝,有利于瘀血排出体外,以免"闭门留寇"。食盐的用量亦应根据情况而定,如果孕后期水肿明显,产后最初几天以少放食盐为宜;如孕后期无明显水肿则无须淡食。

(5)注意调护脾胃、促进消化。月子里应食一些具有健脾开胃、促进消化作用的食物,如山药、山楂、大枣、西红柿等。山楂除有开胃、助消化功效外,还有促进子宫复旧等作用。

四、产后饮食宜忌

一般而言,凡含有营养的食物,月子里均可食用,如各种肉类、鱼类、蛋类、蔬菜、水果、豆制品等均无特殊禁忌。具体而言,以下食物不应缺少。

(1)鸡蛋。鸡蛋中含有多种营养素,蛋白质及铁的含量较高,且容易被人体吸收利用,还无明显的"滞胃"作用,对产妇身体的康复及乳汁的分泌很有好处。鸡蛋的吃法可采用多种形式,如蒸蛋、煮蛋等,每天以3~4个为宜,并不是吃得越多越好,一次吃得太多人体并不能完全吸收,反而会增加肠胃的负担,还易造成肥胖。

(2)营养汤。鸡汤味道鲜美,能促进食欲、乳汁分泌及产妇身体康复。还可以将猪蹄汤、鲫鱼汤、排骨汤、牛肉汤等与鸡汤轮换食用。

(3)红糖。红糖含铁量比白糖高1~3倍,产妇产后失血较多,饮服红糖可以促进生血。红糖性温,有活血作用,对于产妇产后多虚多瘀的生理特点尤为适宜,能促进瘀血排出及子宫复旧。

(4)新鲜水果。新鲜水果色鲜味美,能促进食欲,还可帮助消化及排便。产妇每天可适当吃一些。

(5)米粥。大米粥或小米粥除含多种营养素外,还含较多的膳食纤维,有利排便。米粥质烂,并含有较多水分,有利于消化及吸收。

(6)挂面。挂面营养较全面,煮面时在汤中加入鸡蛋,不仅富有营养还易消化。

(7)蔬菜。蔬菜含有多种维生素,产妇尤其要多食绿叶蔬菜。

月子里尽量勿吃寒凉的食物。除水果外,其他食物生食不易消化吸收,对产妇不利。一些冷食、冷饮,如西瓜、冰棒、冰激凌等应少食或不食,因为冷类食物有促进血凝作用,不适合产妇产后多瘀的体质,食用易出现恶露不下或不尽、产后腹痛或身痛等多种症状。

对于辛热刺激性食物亦应少食。如前面所讲的葱、姜、蒜、辣椒、花椒等宜少放一些,过食有生热之弊。平素喜食辣椒者更应注意,不要过食辣椒。

第四章　产后药物食物

产后药物食物护理当以药食调护促进产后恢复、预防产后疾病的发生、促进乳汁分泌为目的。

第一节　药食同源物质

药食同源在我国有着悠久的历史。在古代,我国人民就已认识到"药从食来、食具药功、药具食性"。《黄帝内经太素·调食》云:"五谷、五畜、五果、五菜,用之充饥则谓之食,以其疗病则谓之药,是以脾病宜食粳米,即其药也;用充饥虚,即为食也。故但是入口资身之物,例皆若是。"解释了以不同的"药""食"目的来利用食物使其发挥相应治疗和充饥的作用。20世纪30年代,我国已有"医食同源"的说法,而"药食同源"这一词的提出首见于1984年发表的《略谈肿瘤病人的饮食疗法》。药食同源是人们对食物和药物(尤其是中药材)关系的归纳,指食物与药物来源一致,且具有成分同源性和理论同源性,许多食物既有食用性又有药用性,因此可用以养生保健及防病治病。药食同源是一种观念,不指代具体的物质。药食同源不同于药食同源物质,后者的广义概念指基于药食同源理论,在我国传统中医学和食疗学中使用的既可食用又可药用的中药材物质;狭义概念仅指从广义的药食同源物质中选择已有国家中药材标准,经过食品安全风险评估,认为长期服用对人体无害的动物和植物可使用部分。

卫法监发〔2002〕51号中公布的《既是食品又是药品的物品名单》如下:丁香、八角茴香、刀豆、小茴香、小蓟、山药、山楂、马齿苋、乌梢蛇、乌梅、木瓜、火麻仁、代代花、玉竹、甘草、白芷、白果、白扁豆、白扁豆花、龙眼肉(桂圆)、决明子、百合、肉豆蔻、肉桂、余甘子、佛手、杏仁(甜、苦)、沙棘、牡蛎、芡实、花椒、赤小豆、阿胶、鸡内金、麦芽、昆布、枣(大枣、酸枣、黑枣)、罗汉果、郁李仁、金银花、青果、鱼腥草、姜(生姜、干姜)、枳椇子、枸杞子、栀子、砂仁、胖大海、茯苓、香橼、香薷、桃仁、桑叶、桑葚、橘红、桔梗、益智仁、荷叶、莱菔子、莲子、高良姜、淡竹叶、淡豆豉、菊花、菊苣、黄芥子、黄精、紫苏、紫苏子、葛根、黑芝麻、黑胡椒、槐米、槐花、蒲公英、蜂蜜、榧子、酸枣仁、鲜白茅根、鲜芦根、蝮蛇、橘皮、薄荷、薏苡仁、薤白、覆盆子、藿香。国卫办食品函〔2014〕975 号,新增中药材物质如下:人参、山银花、芫荽、玫瑰花、松花粉、粉葛、布渣叶、夏枯草、当归、山奈、西红花 、草果、姜黄、荜茇。国卫食品函〔2019〕311 号公布,对党参、肉苁蓉(荒漠)、铁皮石斛、西洋参、黄芪、灵芝、山茱萸、天麻、杜仲叶开展按照传统既是食品又是中药材的物质生产经营试点工作。

中医认为产后最基本的生理变化为"虚"和"瘀"。"虚"者,由于分娩时耗气伤血,出现气血两虚,气虚卫外不固,易感受六淫而出现恶寒、发热、自汗等外感证,更因此时正虚于内,一旦感染邪毒,正气无以相争,易导致疾病转归入里、迁延难愈。此时产后的药膳应用良好的补益之品显得尤为重要,如人参、黄芪、当归、麦冬、芍药、熟地黄、黑豆、羊肉、沙棘、大枣、鸡子黄等,填精生髓以实本源,益气固表以实卫,滋阴养血以调冲任,辨证用药,辅以适当食疗,以达到"阴平阳秘,精神乃至"之功。"瘀"者,为离经止血客于胞中,胞胎剥离未尽旧血不去、恶露淋漓不止,影响身体的正常恢复和正常的哺乳,用药上酌用桃仁、红花等活血之品,以促进血行,使旧血得下、新血得生;饮食上可佐以食用血肉有情之品、温阳行气之物,使气机运行得畅,促复旧之功。

第二节　产后常用中药

一、益气固本,调补虚脏

(1)人参:味甘、微苦,性微温。归肺、脾、心经。功能补气固脱。分娩时用力、出血、出汗或手术损伤易造成产妇气血亏损、元气大伤,临床使用人参较为常见,如加参生化汤(《傅青主女科》:"脉脱形脱,将绝之症,必服此方,加参四五钱,频频灌之。产后血崩、血晕,兼汗多,宜服此方。")。该方在生化汤基础上加入人参,人参用以补气固脱、回阳复神。主治产后一二日,血块痛未止,产妇气血虚脱,或晕或厥,或汗多,或形脱、口气渐凉、烦渴不止,或气喘急者。具有温养活血、补气固脱、回阳复神的功效。

(2)党参:味甘,性平。归脾、肺经。功能补中益气、健脾益肺。适用于由产后肺脾气虚所致的气短心悸、食少便溏、虚喘咳嗽、内热消渴等。《本经逢原》言其"清肺,上党人参,虽无甘温峻补之功,却有甘平清肺之力,亦不似沙参之性寒专泄肺气也"。党参相较于人参而言偏清补,无人参之大补元气功效,但尤其适宜产后脾脏虚损所致的脘腹胀满、食少、便溏、倦怠、乏力;且党参补益之力清,擅治产后卫气虚弱所致的自汗。应用时若感受表邪不易、闭门留寇,以党参、牡蛎、五味子、麻黄根、浮小麦各 15g 同用,共奏固表止汗之功。

(3)山药:味甘,性平。归肺、脾、肾经。功能益气养阴、补肺脾肾。《胎产秘书》:"凡病起于血气之衰,脾胃之虚。况产妇气血脾胃之虚弱,殆有甚焉。"产妇分娩后大多气血两虚,瘀血内停,又因脾为气血生化之源,此时适当选用补脾胃之药,有利于补气血、通血脉,使瘀血得去,促进产后恢复。山药作为食物也具有较高的营养价值,富含氨基酸和多种微量元素,能增强产妇的免疫力。山药还能健脾益胃、润肠通便,产后食用山药能改善产妇食欲不振、产后便秘的情况。

(4)茯苓:味甘、淡,性平。归心、肺、脾、肾经。茯苓具有健脾、宁心安神的功效,不论寒热均可用。产妇产后多气血两虚,茯苓能健脾补脾,使气血生化有源,促进产后恢复。又因茯苓能够宁心安神,产后有气虚体弱所致的心悸、气短、神衰、失眠以及水肿、大便溏软等情况的产妇都可适当服用。

(5)黄芪:味甘,性微温。归肺、脾经。有补气升阳、益卫固表、利水消肿、托毒生肌之功。陶弘景在《本草经集注》首载黄芪"逐五脏间恶血",表明本品兼有活血作用。黄芪可活血通络,治瘀血阻络证,临床可配伍当归、羌活、地龙等善通行血络之药,共通行血络、化脉中瘀血,用于产后恶露不尽。《医学衷中参西录》中理冲汤,黄芪与三棱、莪术等同用治妇人经闭不行或产后恶露不尽。《产孕集》中泽兰汤,黄芪与泽兰、红花、川芎等同用治产后恶露不尽。

(6)薏苡仁:味甘、淡,性凉。归脾、胃、肺经。功可健脾渗湿、除痹止泻、清热排脓。适用于产后水肿、产后小便不利、产后脾虚泄泻等。其祛湿之功效还可用于治疗湿热内侵所致的产后恶露不止。应用薏苡仁时应注意,由于其性凉,不宜长期大量食用,一般不要连续使用超过 7d,否则容易伤阳,且脾虚无湿、大便燥结、津液不足者慎用。薏苡仁含有蛋白质、脂肪、糖类、少量维生素和无机盐,可增强产妇的免疫力。所含的薏苡仁醇在低浓度时对子宫平滑肌有兴奋作用,可以促进子宫复旧和恶露排出;薏苡仁素有镇静、镇痛、退热的功效,可用于安抚产妇情绪。

二、滋阴养血,填精生髓

(1)当归:味甘、辛,性温。归肝、心、脾经。有补血、活血、止痛、调经之功。生化汤主治血虚寒凝证、瘀血阻络证及产后恶露不下、小腹冷痛,方中重用全当归为君,补血活血、化瘀生新、行滞止痛。《金匮要略》中载当归生姜羊肉汤治疗产后腹中寒疝、虚劳不足。《太平圣惠方》中也有当归散用以治疗产后腹痛的例子。《医学启源》中载当归"能和血、补血",《汤液本草》载当归"在参、芪皆能补血"。现代药理学研究表明当归具有促进造血功能、增强免疫力、兴奋子宫、镇痛、抗菌等作用,有助于产妇产后恢复。

(2)白芍:味酸、甘,性微寒。归肝、脾经。白芍养血,为妇产科疾病常用药物,常与补血、活血、疏肝之品配伍使用。妇产科常用方四物汤中便有白芍。《太平惠民和剂局方·治妇人诸疾》载四物汤"冲任虚损,月水不调……妊娠宿冷,将理失宜,胎动不安,血下不止,及产后乘虚风寒内搏,恶露不下,结生瘕聚,少腹坚痛,时作寒热",这是首次将四物汤用于治疗妇产科疾病。在现代临床中,应用桃红四物汤(当归、熟地黄、川芎、白芍、桃仁、红花)治疗产后血瘀疗效显著。

(3)阿胶:味甘,性平。归肺、肝、肾经。阿胶具有补血、止血、滋阴的功效,为血肉有情之品。《本草求真》云:"阿胶,专入肝,兼入肺肾心。"阿胶常与补血药如当归、熟地黄等配伍,适用于妇人血虚不润之痛证,如产后腹痛等疾病。《傅青主女科·产后少腹疼》中载补血养血、治疗产后少腹疼的肠宁汤(当归、熟地黄、人参、麦冬、阿胶、山药、续断、甘草、肉桂),方中阿胶补血养血,助当归、熟地黄补养阴血以补产后血虚,血室满溢则腹痛自止。

(4)麦冬:味甘、微苦,性微寒。归肺、心、胃经。麦冬滋阴生津,若产后血渴,饮水不止,可用黄芩、麦冬组成黄芩散来治疗。《备急千金要方·妇人方上·下乳第九》列出了治妇人乳无汁方 21 首,所用药食多为通草、麦冬、漏芦及猪蹄、鲫鱼等。《备急千金要方》载有麦门冬散,麦门冬、通草、钟乳石、理石各等分,为末,每服 2g,食后酒送服,日 3 次,治缺乳。方中麦冬滋阴增液,以助乳汁之化源;通草、钟乳石利窍通乳;理石清热生津,合而用之,有下乳之功。

(5)熟地黄:味甘,性微温。归肝、肾经。熟地黄具有养血柔肝、益精填髓的功效。产后血虚是产后缺乳的重要原因之一,《赤水玄珠》有云:"夫血者,水谷之精气也……女子上为乳汁,下为经水。"《新修本草》中提到熟地黄擅长于"益女子血",《珍珠囊》中记载了熟地黄具有"大补血虚不足"的功效。熟地黄既能补血,又能下乳,为产后常用中药。

(6)生地黄:味甘,性寒。归心、肝、肾经。生地黄有养阴生津、清热凉血的功效,是治疗热入营血证的常用药。针对产后疾病,其可用于治疗阴虚所致的产后盗汗、产后血晕和血热所致的产后恶露不止。生地黄中含葡萄糖、蔗糖、维生素 A、氨基酸、地黄素、甘露醇等物质,可以增强产妇免疫力,预防产后感染。研究显示,生地黄还具有明显的镇静作用,可用于安抚产妇急躁的情绪。使用时注意生地黄性寒,素体阳虚者应慎用。

(7)莲子:味甘、涩,性平。莲子具有补肾止泻、益肾涩精、养心安神的功效,适用于心血不足导致的产后失眠、抑郁,表现为心悸、失眠多梦、情志不畅,也适用于产后脾肾亏虚所致的泄泻。服用时应注意,莲子滋补力强,中满痞胀、大便燥结者慎用。

三、活血化瘀，调理冲任

（1）丹参：味苦，性微寒。归心、肝经。具有活血化瘀、祛瘀止痛、清心除烦之功效。应用于产后恶露不下、瘀血腹痛等诸多疾病中。经典名方丹参散出自《妇人明理论》，正所谓"一味丹参散，功同四物汤"。单用丹参一味药成方，可用于治疗产后恶露不下，兼治冷热劳、腰脊痛、骨节烦疼；用法为丹参洗净，切，晒，为末，每次服10g，温酒调下。现代医学研究表明，丹参中所含的丹参酮、酚酸类有效成分能增加子宫血流量，改善微循环，促进产后子宫复旧和恶露排出，还能镇静、调节免疫力，可在一定程度上预防产后感染。

（2）红花：味辛，性温。归心、肝经。红花入血分，辛散温通之力较强，为活血祛瘀止痛要药。《开宝本草》："主产后血晕口噤，腹内恶血不尽，绞痛，胎死腹中，并酒煮服。"治疗产后瘀血之证，多与桃仁、川芎、当归等同用。研究发现，归红合剂（当归、川芎、桃仁、红花、炮姜、炙甘草等）具有活血化瘀、促进乳汁分泌、调节子宫收缩等作用，可用于产妇调理，促进产妇恢复。

（3）益母草：味辛、苦，性微寒。归心包、肝、膀胱经。益母草性善走窜，功善活血调经、去瘀通经，为妇科经产要药，善治产后腹痛、恶露不尽等。可单用本品煎汤或熬膏服用，亦可与当归、川芎等药同用。《本草衍义补遗》云："益母草，治产前、产后诸疾，行血养血。"《本草正》云："性滑而利，善调女人胎产诸证，故有益母之号。"现代药理学研究发现益母草有兴奋子宫的作用。临床常用益母草注射液，因其具有收缩子宫的作用，为产后或术后给药的首选剂型，有助于预防产后出血、修复子宫内膜、促进排出妊娠相关残留物质、防止子宫复旧不良。

（4）炮姜：味苦、辛、微涩，性温。归脾、胃、肝经。炮姜能温经止痛，常用于治疗产后血虚寒凝、小腹疼痛，多与当归、川芎等活血止痛药同用，以生化汤（《傅青主女科》）为代表。方中炮姜温经散寒、止痛，亦有止血的功效。《药性切用》载"治产后虚冷，假热外浮"，《得配本草》载炮姜"能去恶生新，使阳生阴长"，表明其可促进产后恢复。

（5）川芎：味辛，性温。归肝、胆、心包经。川芎既能活血，又能行气，常用于治疗血瘀气滞诸证,因其下行血海,长于下调经水,可治疗产后恶露不尽、瘀阻腹痛等,多与当归、白芍、熟地黄等一同使用。佛手散(《太平惠民和剂局方》)又称归芎汤,主治产后血虚劳倦、盗汗、多困少力、咳嗽,基本组方是当归、川芎,加酒一盏,煎服。该方自古就为产前、产后良方。《太平惠民和剂局方》中用以治疗产后去血过多,晕闷不省。《妇人大全良方》中用其治产前、产后腹痛,体热头疼及诸疾。

(6)桃仁:味苦、甘,性平,有小毒。归心、肝、大肠经。桃仁活血祛瘀之力强,可用于治疗瘀血所致的产后瘀滞腹痛,常与红花、当归、川芎等一同使用。桃仁、红花两味药常同时使用,有活血化瘀之功效,且以下血为主,在治疗瘀血所致的月经量少、月经不调、经闭不行以及恶露不下等病时能有效使血下行,增加经血量,使月经按时足量而至并促使产后恶露及时排出。《日用本草》有桃仁可"通月水,疗妇人产后百病"的记载。《本草发挥》中曰桃仁有"去腹中滞血"之效。

(7)王不留行:味苦,性平。归肝、胃经。王不留行具有活血通经、下乳消痈的功效,其性走而不守,常与柴胡、青皮、陈皮、穿山甲等疏肝活血之品一同使用,治疗肝气不疏、气机壅滞导致的产后乳汁减少。若要治疗由气血亏虚导致的产后乳汁缺少,可将其与猪蹄等同煮,或与西洋参、炙黄芪、当归等同煎,益化源,通乳汁。《本草纲目》有云:"王不留行能走血分,乃阳明冲任之药,俗有'穿山甲、王不留,妇人服了乳长流'之语,可见其性行而不住也。"现代药理学研究表明,王不留行具有抗着床、抗早孕、兴奋子宫、促进乳汁分泌等作用。

(8)三七:味甘、苦,性温。归肝、胃经。三七可化瘀止血、消肿定痛,有止血不留瘀之特长。《本草纲目拾遗》中言:"人参补气第一,三七补血第一,味同而功亦等,故称人参、三七为中药之最珍贵者。"三七可用于治疗产后瘀血腹痛、产后恶露不下、产后恶露不绝等疾病,但应用时注意用量要掌握在3~9g,不可过服,服用三七过多会出现中毒反应。一些人在服用三七粉时会出现皮肤过敏反应。现代药理学研究表明三七中所含的三七皂苷、三七素等有提高产妇免疫力的功能。

(9)怀牛膝:味苦、酸,性平。归心、肝、大肠经。怀牛膝可活血散瘀、祛湿利尿、清热解毒、引药下行,广泛应用于治疗产后胞衣不下、恶露不下、产后淋病、小便不通等疾病中。《名医别录》言其"疗伤中少气,男肾阴消,老人失溺,补中续绝,填骨髓,除脑中痛及腰脊痛,妇人月水不通,血结,益精,利阴气,止发白"。应用于产后胞衣不下(出自《梅师方》):取牛膝 250g,葵子 30g,以水 1000ml,煎取 600ml,分 3 次服用。现代药理学研究表明怀牛膝中含有牛膝甾酮等成分,能够促进子宫收缩,加快产后恶露的排出和子宫复旧,还能止痛、利尿,可应用于产后尿路感染或尿潴留疾病中。

(10)山楂:味酸、甘,性微温。归脾、胃、肝经。山楂有活血化瘀的功效,与当归、红花等药物同用,可用于治疗产后瘀阻腹痛、恶露不尽等。《医学衷中参西录》:"山楂,善入血分为化瘀血之要药。"现代药理学研究表明,山楂还具有增强免疫力、收缩子宫、抑菌等作用,有助于产褥期产妇的恢复。因山楂具有回乳作用,故产妇在哺乳期应忌用。《随息居饮食谱》:"山楂,多食则耗气损齿,易饥。"气血充沛乳汁得以化生,多食山楂有碍于乳汁分泌。

四、通经理气,舒畅条达

(1)青皮:味苦、辛,性温。归肝、胆、胃经。青皮有疏肝破气、消积化滞之功效,主治肝郁气滞所致的乳房胀痛、乳汁不下,常与柴胡、陈皮、穿山甲等同用于疏肝行气通乳。产后缺乳是指哺乳期内,产妇乳汁甚少或全无,可分为气血不足和肝郁气滞两型,临床以肝郁气滞型多见。《傅青主女科》有云:"乳汁之化,原属阳明,然阳明属土,壮妇产后,虽云亡血,而阳明之气实未尽衰,必得肝木之气以相通,始能化成乳汁,未可全贵之阳明也。盖乳汁之化,全在气而不在血。"故治疗乳汁不下,应当重视疏肝行气。

(2)柴胡:味苦、辛,性微寒。归肝、胆经。柴胡能解表退热,善条达肝气。在产后发热、产后抑郁、产后缺乳时均较常使用。《医学启源》中相关的记载为"少阳、厥阴引经药也。妇人产前、产后必用之药也"。《类证活人书》认为其治产后发热。临床中小柴胡汤治疗产后发热具有良好效果。柴胡疏肝散和逍遥散治疗产后抑郁,小柴胡汤加减治疗产后缺乳,取柴胡"条达肝气,疏肝解郁"之意,均取得较好疗效。

（3）桔梗：味苦、辛，性平。归肺经。桔梗有理气、载药上行的功效。《圣济总录》中记载用"桔梗和漏芦治疗产后乳汁不下"。《景岳全书》中记载"产妇乳汁不来……一因肥胖，妇人痰气壅盛"。产后产妇若进补无度，过食肥甘厚味之品，容易困阻中焦，水湿不运则生痰湿；或产妇本身形体肥胖，肥人多痰，痰湿阻滞乳络，造成下乳不畅。故在产后下乳不畅中常配伍止咳化痰药和理气药，使气机通畅，痰湿得化，乳络自通。临床常用桔梗、瓜蒌。

（4）漏芦：味苦，性寒。归胃经。漏芦味苦降泄，又善通利，有通经下乳之功。漏芦既能活血通畅乳络，又能清乳络久瘀所化生之热，瘀血得消，郁热得清，乳自能下之。治疗乳脉壅塞之乳汁不下，常与活血通经通乳之品配伍；治疗气血亏虚所致缺乳，多与黄芪等补气血之品同用。《新修本草》记载下乳汁的药物有"石钟乳、蟮蜡、土瓜根、猪四足、漏芦、瓜蒌、狗四足"，《神农本草经》中记载漏芦"主皮肤热、恶创、疽痔、湿痹，下乳汁"。

（5）白芷：味辛，性温。归肺、胃、大肠经。白芷具有良好的通乳功效。《医林纂要》认为，乳即经血所化，血下溢于肝则为经，酿成于胃则为乳，而两乳则阳明胃脉所经行，肝脉交于脾，脾脉络于胃，故乳得从胃化而出。白芷入胃经，为阳明经要药，可通畅阳明经气，故能通经下乳，缺乳不论虚实皆可用。《卫生家宝产科备要》《女科证治准绳》中治疗乳少的玉露散，都以白芷为主。《胎产心法》治疗乳少以生化汤加白芷等煎服。

（6）佛手：味辛、苦、酸，性温。归肝、脾、肺经。佛手有疏肝理气、和胃止痛的功效。《本草纲目》言："煮酒饮，治痰气咳嗽；煎汤，治疗心下气痛。"产后抑郁、情志不畅的病机多为素性抑郁、肝气郁结，气郁则情志不畅。佛手还可和胃止痛，适用于产后气滞所致的腹痛。用法为佛手10g，青皮10g，川楝子5g，水煎服，早晚各1次。佛手中含有挥发油、香豆精类化合物，可以增强产妇的免疫力，利于产后恢复。

第三节 产后常用食物

（1）粳米：专入脾、胃，兼入心、脾经。《滇南本草》载其治一切诸虚百损，补中益气，强筋壮骨，生津，明目，长智。粳米药性平和，具有补气生津、健脾止泻的功效。在选方用药时，粳米常用于大用寒凉药时佐加以固护脾胃，防止伤正。单用可治肺脾气虚之神疲体倦、食少纳呆、便溏腹泻。现代研究也证实，粳米含有人体必需的糖类、蛋白质、脂肪、维生素 B_1、维生素 PP、维生素 C 及钙、铁等多种营养成分，可作为产后营养碳水化合物的主要来源之一，每天摄入量控制在 200g 为宜。粳米适用于各类体质的产后人群，主要应用于产后腹胀、产后腹痛等疾病。

（2）鲫鱼：味甘，性平。具有益脾和中、行水通乳的功效。用作食疗保健时对脾胃功能不足的患者有较好的疗效。脾胃是后天之本，生化之源。《本草经疏》云："鲫鱼禀土气以生，故其味甘，其气温无毒，是以能入胃，治胃弱不下食。"产后多伤津耗血状态，此时脾胃功能减弱，水谷运化失调，精血无以化生。鲫鱼是治疗纳谷不馨之佳品，精血得生，乳汁有所化源；又因鲫鱼兼有化湿行水功能，可用以产后通乳，为通补并用之佳品。

（3）鲤鱼：味甘，性平。有利小便、解毒的功效。鲤鱼作为药膳，可以用来治疗水肿胀满、妇女血崩、产后无乳、恶露不尽等疾病，应用于产后妇女最常见的就是其下乳及促进恶露排出的功效。有这样的药方：活鲤鱼 1 条，重约 500g，黄酒煮熟吃下；或将鱼剖开，除内脏，烘干研细末，每天早晚用黄酒送下，用于治疗产后乳汁不足、产后恶露不尽都有良好的效果，寓通于补，通补并行。恶露的排出与子宫的收缩力有密切关系，凡是有丰富营养的食物都能提高子宫的收缩力，鲤鱼作为鱼类中蛋白质含量较高的品种，自然有增强子宫收缩力的功效。

（4）猪蹄：味甘、咸，性平。具有补气血、润肌肤、通乳汁之功效。《本草经疏》言："乳属阳明，阳明脉弱则乳汁不通，能益阳明经气血，故能下乳。"猪蹄还可用于改善产后皮肤状态，因猪蹄含有大量的胶原蛋白，烹饪过程中胶原蛋白可以转化为明胶,明胶能结合大量水分,增强细胞生理代谢,有效改善身体生理功能和皮肤组织细胞的储水功能,滋润细胞,使其保持湿润状态。但由于猪蹄的胆固醇含量很高,不建议妊娠期有高血压、糖尿病或既往有高脂血症的患者食用。

(5)鸡肉:性平。有益五脏、健脾胃、补虚亏、强筋骨之功效。其蛋白质含量非常丰富,每100g鸡肉含蛋白质23.3g,鸡肉还富含铁和B族维生素,且脂肪含量少,易于消化。鸡肉和鸡汤是产妇滋补的经典传统食物,有助于补充营养、促进乳汁分泌。鸡的不同位置有不同的所长之处,鸡肝可补肝明目、益肾养血安胎;鸡心可养心安神镇静;鸡肾可填精益髓;鸡血则是防治缺铁性贫血的食疗佳品;鸡肫皮可健脾益胃,消食化积。鸡肉有良好的下乳效果,它的吃法也有讲究,对于产后乳汁分泌不足的产妇,食补时注意要选择公鸡,因为公鸡睾丸中雄激素含量高,有对抗雌激素的效应,可反馈性地引起泌乳素的分泌,但如果食用母鸡,其卵巢、蛋内雌激素含量高,食用后反而会抑制泌乳素的分泌,导致乳汁分泌减少。在药膳的选择时也要注意,防止适得其反。

(6)龙眼肉:龙眼即桂圆。《本草求真》云:"龙眼气味甘温……能益脾长智,养心保血,为心脾要药。"中医认为龙眼肉有补血滋阴之功效。产后的焦虑情绪以及抑郁倾向在产妇人群中是很多见的,所谓忧思伤脾,龙眼肉可补益心脾、养血安神,应用于产后因心血亏虚、忧思伤脾所致的心悸怔忡、健忘失眠、血虚萎黄有良好的效果。现代药理学研究表明其主要化学成分为糖类、脂肪、皂苷类、多肽类、多酚类、挥发性成分、氨基酸及微量元素,其含有的甲醇提取物能够增强睡眠频率和睡眠时间。此外,龙眼肉还具有抗衰老、增强免疫力、调节内分泌、抑菌等多种生理功能,被人们推崇为"果中圣品",可应用于产后情志失调、产后失眠等疾病当中。

(7)黑豆:黑豆营养丰厚,蛋白质含量高,居豆类之首,素有"植物蛋白之王"的美誉。它富含18种氨基酸,特别是人体必需的8种氨基酸,是植物中营养最丰富的保健佳品,适用于产后补充蛋白质,有事半功倍之效。此外,黑豆还含有较多的大豆异黄酮,具有类雌激素样作用,能双向调节人体内激素水平,可以有效改善产后的内分泌状态。

(8)鸡蛋:《本草再新》言其可"补中益气,养肾益阴,润肺止咳"。鸡蛋营养价值高,富含蛋白质、脂肪,现代药理学研究发现其可调节血脂、维护神经系统功能、促进皮肤生长与再生,可作为早餐副食及早间餐。每日早餐、早间餐食用鸡蛋1枚(约50g)可以保证当日优质蛋白的摄入。同时可将蛋黄炒为油,蛋黄油外用有润肤、缓解湿疹的功效,孕妇产后因免疫系统未能复旧而形成的发红、渗液、湿疹可外用蛋黄油治疗。

(9)黑芝麻:味甘,性平。有滋补肝肾、益血润肠、通便、通乳的功能。应用于产后的血虚便秘及血虚乳汁不下有着良好的效果。用于便秘时,可以取芝麻、胡桃肉、松子各15g,共捣烂,加蜂蜜调服,每天1次,早晨空腹服用;用于通乳时,可以取适量芝麻,炒香,研细末,加少许盐,另将鸡蛋煮熟后,剥去外壳同芝麻末食用,以能消化为度。《本草纲目》言芝麻"补五内,益气力,长肌肉,填髓脑"。常食芝麻还能使头发乌黑亮泽。现代药理学研究表明黑芝麻含有大量的脂肪和蛋白质,还含有糖类、维生素A、维生素E、卵磷脂、钙、铁、铬等营养成分,有优良的抗氧化作用,有抗衰老、调节血脂、保护肝脏、降低血压、调节免疫力、使头发黑亮等诸多生理功效,食疗保健主要将其应用于产后便秘、产后乳汁不下等疾病。

(10)枸杞子:味甘,性平。归肝、肾经。具有滋补肝肾、益精明目、润肺止咳等功效。产后正属于冲任气血不足、胞脉空虚之时,此时应补益气血。肾精化气生血,究其本质,补精可为补血打下物质基础。枸杞子为补益精血之佳品,可用于产后肾精亏虚引起的视力减退、腰膝酸软、五心烦热、夜间盗汗。现代药理学研究发现枸杞子富含糖类、氨基酸及各种维生素,有抗氧化、降血糖和血脂、抗肿瘤等作用。食疗应用中主要可针对产后视物不清、产后汗证。

(11)大枣:大枣作为经典的补气、补血药,在各种方剂中的应用极其广泛。它有两种颜色,一种表皮是红的,称为红枣;一种表皮是黑的,称为黑枣。在平时的饮食及药物中用红枣较多,其可益气补中、养血安神,产后应用既能滋补所伤之胃气,使中焦得通,又能滋养所伤之心血,使神志得宁。对于产后抑郁或者情志不佳的女性,可以应用《金匮要略》中的甘麦大枣汤,其在现代临床也常用于治疗神经衰弱。

(12)红糖:有益气和中、温阳健脾、养血活血之功效。产妇产后失血伤气,阳气不足,此时身体失于阳气的温煦,容易产生多种阳虚证,如脾胃阳虚则食少便溏、脘腹冷痛;肾阳虚则腰膝酸软、夜尿频多;卫阳不足则易感寒伤风,出现恶寒发热、咳嗽咽痛等症状。故产后饮用红糖水进行温补是有益的,有利于防止诸阳虚证。其补血之功效可用于防治产后血虚;活血化瘀之功效有利于促进恶露排出,防止产后恶露不下。红糖含有大量铁、钙、锌等微量元素,还富含核黄素、胡萝卜素等物质,可以作为合成血红蛋白的原料,常用于产后血虚患者。但由于红糖含糖量高,长期服用不利于产妇的代谢,尤其对于有妊娠糖尿病的患者来说,更要避免摄入过量的糖类。中医认为产后红糖的服用应该控制在 10d 左右,如果长期连续不断服用红糖,会使恶露增多,导致贫血,所以服用时一定要注意掌握好量。

(13)醪糟:味辛,性温。辛能散能行,有活血化瘀、温阳散寒之功效,应用于产后恶露不下有良好的效果,一般在产后 10d 内服用。产后 10d 内是子宫复旧最快的时候,根据恶露的量可以调整用量。若是恶露量多,色暗红,有血块,可连续服用醪糟到产后 20d。服用醪糟注意不能过量,其活血化瘀能力强,若体内无瘀血,恶露正常,则不可多食。素体阴虚者,产后失血过多,若再食醪糟则会助长虚火,出现五心烦热、盗汗乏力、腰膝酸软等症状。对于平素阳盛体质者,过食醪糟易引发体内伏火,出现发热、口渴、唇干急躁、尿赤便秘等实热表现。因此醪糟在应用时需要注意,最好应用于虚寒体质者,且无瘀不可用。

(14)羊肉:味甘,性热。行足太阴脾经、足阳明胃经及少阴经。功能补益气血、温脾暖肾。羊肉是我国传统的药食两用、营养丰富的肉类食物,对于产后气血两虚及其他阳虚证都有一定的疗效。羊心含蛋白质 11.5%,脂肪 8.6%。羊肚(胃)富含蛋白质、脂肪、水分、维生素 B_1、维生素 B_2 和钙、磷、铁等微量元素。羊肉燥性足,可温阳行气。食用时应注意,热性体质者要忌用。应用于寒凝血瘀导致的产后腹痛有良好的效果。

(15)木瓜:味酸,性温。入肝、脾经。有平肝舒筋、和胃化湿之功效。俗语有"杏一益,梨二益,木瓜百益"之说。《新修本草》中记载其可消食。由于其性温,且具有和胃化湿、畅通中焦之功效,对于产后脾胃功能差却又过食肥甘厚腻者的不适症状有着良好的缓解效果。

（16）蜂蜜：味甘，性平，质润，是日常生活中常见的食物，针对血虚津亏导致的产后便秘有着非常显著的效果，广泛应用于各种治疗产后便秘的膏方之中，如五子润肠膏、益气润肠膏、增液膏、理气润肠膏等。蜂蜜中含葡萄糖和果糖，占 65%～80%；蔗糖极少，不超过 8%；水分占 16%～25%；各种维生素、无机盐、酶和有机酸约占 5%。研究表明，蜂蜜能改善便秘的机制主要与其富含果糖有关。由于果糖不易被吸收，其在结肠内被分解糖的细菌分解出低分子有机酸可使肠道内 pH 值降低，从而使肠内渗透压增高，粪便湿化，粪便易排出；同时果糖酸化了肠道，使肠蠕动加快，也就加快了粪便的排泄。

（17）赤小豆：味甘、酸，性平。归心、小肠经。产妇产后耗气伤血，气冲于胞，胞转屈辟，抑或小肠本挟于热，因产水血俱下，津液竭燥，至小便不通。产后小便不通多发生于产后 3d 内，尤其在产后 12h 内最常见，以初产妇、滞产妇为多见。赤小豆可利水消肿、解毒排脓，应用于产后小便不通、小便淋漓有良好的疗效。现代药理学研究表明赤小豆富含蛋白质、脂肪、糖类、膳食纤维及钙、磷、铁等微量元素，且含有的 3 种结晶性皂苷具有利尿除湿、泻下排脓毒的作用。

（18）橘子：橘子中含维生素 C 和钙较多，能增加血管壁的弹性和韧性，防止出血。产妇子宫内膜有较大的创面，进食橘子可以预防产后恶露不尽及减少再次出血的风险。钙是构成婴儿骨骼、牙齿的重要成分，产妇适当地吃橘子能够补充一定的血钙，通过乳汁将钙补充给婴儿，这样不仅能够促进婴儿牙齿、骨骼生长，而且能预防佝偻病的发生。另外橘核、橘络还具有通乳的作用，一同食用可以在一定程度上预防乳腺管不通畅造成的乳腺炎等疾病。

（19）香蕉：香蕉中含有大量的膳食纤维和铁，有通便补血的作用。产妇多吃香蕉可以在一定程度上预防产后便秘和产后贫血。产妇摄入的铁增多，乳汁中铁的含量也相应增多，对于预防婴儿缺铁性贫血也有一定的作用。

（20）莲藕：莲藕具有健脾益胃、润燥养阴、清热生乳的功效，尤其适用于治疗气郁化热所致的乳汁涩少、乳汁不下。产妇产后气血大伤，脾胃运化功能减弱,常常表现为脘腹胀满、大便稀溏、食欲不振,用莲藕搭配粳米,食用可健脾和胃。莲藕中含有黏液蛋白和膳食纤维,能与人体内胆酸盐、食物中的胆固醇及甘油三酯结合,一并从粪便中排出,从而减少脂肪的吸收。莲藕散发出一种独特清香,还含有鞣质,有一定健脾止泻作用。产妇多吃莲藕有助于增加食欲、帮助消化、促进乳汁分泌,有助于新生儿的喂养。

(21)茭白:味甘,性寒。具有解热毒、防烦热、利二便、通乳之功效。其通利效果强,应用于肝郁气滞导致的乳汁涩少、情志抑郁、胸胁胀满效果甚佳,多与猪蹄同煮食用。但由于其性寒,对脾胃虚寒、易脘腹冷痛、大便不实的产妇来说不宜多食。茭白富含糖类、蛋白质、维生素 B_1 及多种无机盐,能补充人体的营养物质。茭白含难溶性草酸钙,有尿路结石或者肾功能不全的患者应禁用。

(22)小麦:味甘,性微寒。归心、脾、肾经。有养心、益肾、除烦止渴的功效。《本草拾遗》言其“补虚,实人肤体,厚肠胃,增气力”。产妇食用小麦可补脾养心、健脾养胃,适用于产后气血虚弱者,可用于防治产后心烦抑郁、失眠健忘。每餐食用 $80\sim100g$ 为宜。小麦富含糖类、蛋白质、脂肪、维生素 B_2、维生素 PP 等物质,蛋白质占麦粒的 10% 以上,但是其不含赖氨酸,所以食用时应该搭配其他富含赖氨酸的食物,比如黄豆类。小麦的麸皮含有丰富的膳食纤维,可以有效地改善产妇的胃肠功能,有助于产后排便、排气。

(23)菠菜:味甘、辛,性凉。有养血止血、敛阴润燥的功效,适用于血虚或阴虚所致的产后便秘。《食疗本草》言其“利五脏,通肠胃热,解酒毒”,《随息居饮食谱》言其“开胸膈,通肠胃,润燥活血”。菠菜作为缓和的补血滋阴之品,营养丰富,能促进新陈代谢,加快产后恢复,其含有大量的植物纤维,可促进肠道蠕动。菠菜富含铁,对于防治产妇缺铁性贫血有一定的辅助效果。注意菠菜不宜与豆腐同煮,以免妨碍消化,影响疗效。

(24)核桃仁:味甘,性平。有补肾固精、活血化瘀、润肠通便的功效。《开宝本草》言其“食之令人肥健,润肌,黑须发,多食利小水,去五痔”。中医认为促进产后子宫复旧和恶露排出,取其通补并行之功效,破血祛瘀而不伤正。其润肠通便之功效可应用于治疗产后便秘,用法:取核桃仁 4～5 枚,睡前拌少许蜜糖服用。

(25)紫苏:味辛,性温。归肺经。有行气和胃、解表散寒的功效。《本草纲目》言其"行气宽中,消痰利肺,和血温中,止痛定喘,安胎"。其特殊的香味来源于紫苏醛,能舒缓情绪、增加食欲,可以用来缓解产后抑郁。紫苏还能提高免疫力,降气退热,促进肠道蠕动,助产后排气、排便。紫苏应用于产后咳喘时可取紫苏子 15～20g,清水煎服;应用于产后虚弱者则取葱白 50g、紫苏叶 10g、红糖 40g,先用水煮葱白、紫苏叶,再取其汁冲服红糖,效果甚佳。

(26)苦瓜:味苦,性寒。有祛暑涤热、明目解毒的功效。《本草纲目》言其"除邪热,解劳乏,清心明目"。苦瓜中含有一种叫奎宁的物质,它可以刺激子宫收缩,所以孕妇是禁止食用苦瓜的。产妇食用苦瓜可以加快子宫复旧、促进恶露排出。此外,苦瓜还有解毒退热的功效。苦瓜内含的苦瓜苷和苦味素能够增进食欲、健脾开胃,适用于产后消化不良的患者。苦瓜中的膳食纤维能加速肠道蠕动,有利于减轻肠胃负担,可应用于治疗产后便秘。但服用时注意,苦瓜性寒,素体脾胃虚寒者应该慎用。

(27)丝瓜:味甘,性凉。具有清热化痰、止咳平喘、通络下乳的作用。《本经逢原》言:"丝瓜嫩者寒滑,多食泻人。"丝瓜通利能力强,在食疗应用中尤其擅长治疗产后乳汁淤积不通。取丝瓜 30g,煮水服即可。丝瓜中含有可减缓皮肤衰老的 B 族维生素和美白皮肤的维生素 C 等成分,是美容佳品,丝瓜藤茎的汁液具有保持皮肤弹性的特殊功效,是可解毒通络的"美人水"。

(28)韭菜:味辛,性温。具有补肾助阳、行气理血、润肠通便的功效。《本草经疏》:"生则辛而行血,熟则甘而补中,益肝、散滞、导瘀是其性也。以其微酸,故入肝而主血分,辛温能散结,凡血之凝滞者,皆能行之,是血中行气药也。"韭菜能活血行气,辛温发散力强,可用于治疗瘀血内停所致的产后血晕、产后身痛、恶露不绝、乳汁不下,还可用于改善产后便秘。现代医学研究证明韭菜中含有丰富的膳食纤维,能增强肠蠕动。《妇人大全良方》中针对产后血晕的治疗记载有:"韭菜入瓶内,注热醋,以瓶口对鼻。"

(29)莴笋:味甘、苦,性凉。具有清热、利尿、活血、通乳的功效。《本草纲目》言其可"通乳汁,利小便,杀虫蛇毒"。食疗中常用其治疗产后少尿或无乳。莴笋中含钙、胡萝卜素、蛋白质、脂肪、糖类、苹果酸等多种营养成分。针对产后无乳可取莴笋 3 枚,研作泥,酒调开服;针对产后小便不利可将莴笋捣泥,做饼食之。

(30)芹菜:味甘、辛,性凉。适合产后高血压人群食用,可用于治疗产后便秘、产后小便不通。芹菜中所含的芹菜苷成分具有镇静安神、平肝降压的功效,有利于安定情绪、缓解头痛。用于产后高血压可以将芹菜去根清洗,捣碎成汁,混合等量蜂蜜,每日服用 3 次,每次 40ml。芹菜是高膳食纤维食物,可润肠通便。其经过肠道消化后产生的一种木质素可以起到抗氧化、保护血管的作用。芹菜中还含有利尿的成分,可用于通利小便,治疗产后小便不通。

第五章　产后保健调理

第一节　产后开胃助食

产后开胃助食是指当孕妇在分娩以后,由于各方面功能的消耗而导致身体虚弱并出现食欲减退等现象时,临床通过给予产妇开胃的食物、药物或中医特色治法等来达到助食的效果。

一、诊断要点

(1)病史:产后发烧、发生肠胃病和感冒等都会引起产后食欲不振等现象。若产妇因分娩消耗了太多体力,产后除了要进食一些易消化的食物外,还应注意多休息。

(2)主要症状:消化不良、食欲不振。

二、中医调理

(一)辨证调理

1.脾胃气虚证

【主要证候】食欲不振,少食懒言,面色萎黄,精神萎靡,大便溏薄,有不消化食物残渣,舌淡苔薄。

【治疗法则】健脾益气。

【方药举例】参苓白术散加减。

2.感受寒邪证

【主要证候】外感寒邪,胃脘痞胀、隐痛,嗳气,吐清水,大便溏薄,食少纳差,泛恶欲吐,脘腹胀闷,腹痛肠鸣,头重如裹,身重或肿,畏寒肢冷,身目俱黄而晦暗,舌胖苔薄白,脉紧。

【治疗法则】散寒温中、和胃进食。

【方药举例】藿香正气散加减。

3.湿浊犯胃证

【主要证候】脘中痞闷,身重乏力,思睡昏重,倦怠懒言,口甘黏腻,不思饮食,舌苔白腻,脉濡。

【治疗法则】芳香化浊。

【方药举例】神术散合藿香正气散加减。

4.忧思犯脾证

【主要证候】产后忧思过度,不思饮食,脘腹发胀,纳呆,恶食,嗳气酸腐,厌油腻,恶心欲吐,心烦,全不思食,见食物则恶心,苔黄腻,脉滑而弦。

【治疗法则】理气健脾。

【方药举例】逍遥散加减。

(二)药膳调理

产后可以打破"一日三餐"的规律,进食方式改为少量多餐,把握"清淡适宜、有营养、多样化"的原则。

(1)芡实山药排骨粥:芡实可补脾、祛湿,山药可健脾益胃、润肺止咳,适用于产后脾胃虚弱、咳嗽、食欲减退等症状。用料:排骨150g,芡实15g,山药100g,大米80g,盐3g,生姜6g。

(2)豆蔻馒头:可开胃健脾、理气消胀,适用于产后胸腹胀满、食欲不振等症状。

(3)香砂糖:可开胃健脾,适用于产后脾胃虚弱所致的食后腹胀、食欲不振等症状。

(4)莲藕排骨汤:煮熟的莲藕味甘性温,能健脾开胃、益血补心,故主补五脏,有消食、止渴、生津、滋补等功效;排骨味甘性平,入脾、胃、肾经,有补中益气、滋养脾胃的作用。用料:排骨、莲藕、盐、葱、姜、醋、料酒。

(5)砂仁鲫鱼汤:可醒脾开胃、利湿止呕,适用于产后恶心呕吐、不思饮食或产后食欲不振等症状。用料:砂仁 3g,鲜鲫鱼 1 尾(约 150g),生姜、葱、食盐各适量。

(6)萝卜饼:可健胃理气、消食化痰,适用于产后食欲不振、消化不良、食后腹胀、咳喘多痰等症状。用料:白萝卜 250g,面粉 250g,猪瘦肉 100g,生姜 3g,葱 3g,味精 3g,食盐、菜油各适量。

(三)针灸推拿调理

(1)脾俞:位于人体背部,在第 11 胸椎棘突下,旁开 1.5 寸,属足太阳膀胱经,脾之背俞穴。向脾俞内斜刺 0.5～0.8 寸,具有外散脾脏之热的作用。脾俞配章门,为俞募配穴法,可以达到健脾和胃的功效。

(2)胃俞:位于脊柱区,在第 12 胸椎棘突下,后正中线旁开 1.5 寸。穴归属足太阳膀胱经。

(3)中脘:在胸骨下端和肚脐连线中点处,是任脉上的一个穴位。此穴位具有疏肝养胃、和胃健脾的作用。

(4)天枢:天枢是胃经上的一大要穴。位于肚脐旁 2 寸处,与肚脐同处于一条水平线上,左右各有一穴。

(5)足三里:位于外膝眼下 3 寸、胫骨外侧约 1 寸筋间之处。此穴位有调脾和胃、扶正培元的作用。

运用摩法来摩擦整个腹部,顺时针和逆时针各摩擦 200 圈,可有效帮助肠胃蠕动、增强食欲、帮助消化。腹部中脘、天枢、关元、气海等穴位可用食指、中指及无名指并拢(或以拇指)按压约 30s,然后顺时针按揉约 2min,以增强健脾、益气开胃。

(四)外治法调理

有没有食欲与见到的盘子中食物的样子和品尝的第一口食物的味道是相关的。月子餐不用做得很多,但可以在颜色的搭配上精心考究一番,比如鱼香肉丝,红红绿绿的搭配看着就会很有食欲;玉米粒和黄瓜放在一起炒,营养价值高,看着也很赏心悦目。在不损害身体健康的情况下可以根据产妇饮食喜好来进食。

(五)生活调理

产后日常可适当进食一些开胃小零食,如话梅、山楂、花生糖和黑芝麻等。另外,按摩对产妇的身体是有不少好处的,不仅能够帮助产妇恢复身体,还能疏通脉络,食欲也会随之恢复。

三、注意事项

产后产妇食欲不振时可以坚持少量多餐,比如每天吃 5～6 顿,每次少吃一点,这样可以促进肠胃的吸收,还可以避免出现胃胀及肚子不舒服的情况。同时在饮食上还要注意选择相对清淡的食物,最好多吃流食以促进乳汁的分泌。另外,还要讲究食材的搭配均衡,要吃各种各样的食物,才能够让身体得到更好的营养。

产后还有很多其他需要注意的事项,最重要的就是需要注意休息,建议在产后 6 周以内尽可能多地卧床休息,这样可以促进伤口的愈合。同时在此期间不要做剧烈的运动,更不能同房,否则会让子宫受到伤害,还会出现子宫疾病及妇科炎症等,对女性身体的伤害是很大的。

第二节　产后增乳通乳

产后缺乳是指在哺乳期内,产妇乳汁甚少或无乳可下,又称"产后乳汁不行"。本病的特点是产妇在哺乳期完全无乳或乳汁甚少,不足以喂养婴儿。多发生在产后半个月内,也可发生在整个哺乳期。

一、诊断要点

(1)病史:素体气血不足,脾胃虚弱,素性抑郁,产后情志不遂,或产时、产后失血过多等。

(2)主要症状:哺乳期乳汁甚少或乳汁全无,不足以喂养婴儿。

(3)体格检查:乳腺发育正常,乳房柔软,不胀不痛,挤出乳汁点滴而下,质稀;或乳房胀满而痛,挤压乳汁难出,质稠;或乳腺发育不良。此外,还应注意有无乳头凹陷和乳头皲裂造成的哺乳困难而致的乳汁壅塞不通。

二、中医调理

(一)辨证调理

1.气血虚弱证

常用方为通乳丹,其功效为补气养血,佐以通乳。使用频次相对较高的中药为当归与黄芪,当归重在养血,黄芪重在补中益气,两者合用,共奏养血补气之效。

2.肝郁气滞证

下乳涌泉散较为常用,可疏肝解郁、通络下乳。中药离不开白芍、柴胡、青皮等,其中柴胡可疏肝解郁、疏散退热,是疏肝解郁常用药。此外,还可配以通草、王不留行、穿山甲、漏芦、路路通等中药,以通络下乳。

3.痰湿壅阻证

常用苍附导痰汤合漏芦散,可健脾化痰,佐以通乳。治疗处方中常见茯苓、陈皮、半夏,三药合用可治痰、健脾、行气,充分体现了燥湿化痰、理气和中之效。

(二)成药调理

(1)补血生乳颗粒。每次 4g,每天 2 次,温开水冲服。适用于气血虚弱证。

(2)下乳涌泉散。每次 1 袋,水煎 2 次,煎液混合后分 2 次口服。适用于肝郁气滞证。

(三)药膳调理

中医认为乳汁乃气血所化,在食疗中注重胃经与脾经,因脾、胃为后天之本,气血生化之源。其次是肝、肺、肾、心经。

(1)猪蹄 1 只,通草 10g,水适量,同煮,水开后,再以文火微煮 1h 左右,待稍凉后喝汤,分 2 次饮完,连服 3～5d 即可见效。猪蹄富含蛋白质、脂肪,能补血通气,而通草有利水、通乳汁的功效。

(2)通草 10g,用猪骨煮汤煎药服用,每天 1 剂,连用 3～5d。猪骨有益气补血、增乳的功效。

(3)鲤鱼 1 条,去鳞除内脏,切成小块与大米一起煮粥,或直接用鲤鱼 1 条煮汤。鲤鱼富含蛋白质,有健脾利水、催生乳汁的功效。

(4)鲫鱼 1 条,去鳞除内脏,加水适量煮汤,不放盐,汤色呈乳白色时饮服,也可食鱼肉,每天吃 2 次,连吃 3～5d。鲫鱼能益气健脾,有消肿利水、通脉下乳之功效。

(5)猪肝 500g,黄芪 60g,水适量,同煮,除药食肝饮汤。每天 1 次,连用 3d。猪肝有补肝养血之功效,黄芪有补气利水之功效。

(6)生南瓜子 15～20g,去壳取仁,用纱布包裹,捣成泥状,加开水适量和服(亦可加少许豆油或食糖搅拌),早晚空腹各服 1 次。南瓜子含脂肪、蛋白质、脲酶等,有滋补催乳的功效。

(7)丝瓜仁 30g,鲢鱼 1 条,水适量,同炖,熟后吃鱼喝汤,胃口差者,可适当放些酱油,每天 1 次,连吃 3d。丝瓜仁有行血催乳之功效,鲢鱼有温中益气的作用。

(8)生花生仁 100g,煮汤喝,每天 1～2 次,连用 3～5d。花生仁有强壮补虚、催乳增乳的功效。

(9)黑芝麻 150g,炒焦研末,每次服 10g,以猪蹄汤冲服更好,黑芝麻能益气补血,有催乳消肿之功效。

(四)外治法调理

1.刮痧疗法

【治疗法则】补气养血、疏肝解郁、活血祛瘀、养乳通乳。

【选刮部位】胸部、背部、小腹部、手部。

【取穴处方】主穴:胸部的天溪、膻中、乳根,背部的膈俞、肝俞、脾俞,小腹部的气海、关元、中极、曲骨,手部的少泽、合谷。配穴:足三里、期门、太冲等。

2.拔罐疗法

【治疗法则】补气养血、理气解郁、生乳通乳。

【取穴处方】主穴:膻中、乳根、天宗、肩井。配穴:足三里、脾俞、肝俞、期门。

3.针灸治疗

【取穴处方】主穴:膻中、乳根。配穴:少泽、天宗、合谷。

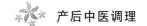

4.中药熏洗

【处方组成】通草 15g,桔梗 15g,葱白 12g。

【治法功用】理气、通络、下乳。

【用法】加水适量,煮沸、去渣、熏洗乳房。每天 2 次,5d 为 1 个疗程。

5.推拿按摩

产后乳房推拿、按摩是将中医学、生物学、康复学融为一体的治疗手法,通过按摩产妇的乳房或穴位,达到疏通经络、平衡阴阳、扶正祛邪、调理脏腑、活血祛瘀、调和气血、恢复体力的目的,利于乳汁的分泌。现代医学认为推拿按摩的刺激可使神经末梢兴奋,继而将兴奋传至垂体前后叶,引起催产素和催乳素的分泌,加强了泌乳反射,促进了乳汁的分泌。

(五)生活调理

(1)科学规律休息,保证充足的睡眠。

(2)消除焦虑情绪,保持心情愉悦、平稳。

(3)母婴同室,尽早开乳。

(4)养成良好的哺乳习惯,按需哺乳。

(5)增加营养,补充水分。

(6)按摩刺激。

三、注意事项

(1)提倡早期哺乳,定时哺乳。鼓励产妇克服怕疼心理,掌握正确的喂哺方法。乳头皲裂者,要用清水擦洗乳房,避免用肥皂或酒精等刺激物清洗。乳头皲裂较重者,暂停哺乳 24h,挤出乳汁喂养婴儿。乳头扁平或凹陷者,应做伸展及牵拉练习,用乳头牵引器抽吸乳头效果更佳。因患病暂时不能哺乳的,应先将乳汁挤出,每天 6～8 次,以保持泌乳。待祛除疾病后,继续母乳喂养。

(2)哺乳时间以每次 30min 最佳。

(3)多摄取汤类饮食。

(4)产后加强营养的摄取,尤其是富含蛋白质的食物和新鲜蔬菜以及充足的汤水,如豆浆。猪蹄汤、肉骨汤及牛奶等有助于乳汁的化生,但不宜滋腻或过量。

（5）保持肩背部肌肉、经络通畅，适时适量接受专业医护人员或母婴护理师的理疗、开奶、推拿或针灸。

（6）情绪波动对乳汁分泌具有重要影响，尽可能保持心情愉快。

第三节 促进子宫恢复

子宫是产褥期变化最大的器官，若产妇出现产后子宫复旧不良，则容易导致宫腔内膜坏死、进行性凝血块增多。加之产后机体的抵抗力也较弱，易出现上行性感染，致使子宫收缩乏力加重，进而发生晚期产后出血现象，甚至发生大出血而危及生命。因此，产后子宫复旧需引起我们的高度重视。

中医学认为，子宫复旧不全属于"产后恶露不绝"范畴，总结起来发病病机主要是冲任为病，乃气血运行失常所致。恶露乃血所化，出于胞中而源于血海。气虚冲任不固、血热损伤冲任、血瘀冲任、血不归经均可导致恶露不绝。治疗应以补气活血、调畅气机、通经活络为主。

一、诊断要点

（1）病史：体质素弱；或产时感邪、操作不洁；或产程过长、胎盘胎膜残留、产后子宫复旧不良。

（2）主要症状：产后血性恶露逾 10d 仍淋漓不止，或有恶臭味；可伴神疲懒言，气短乏力，小腹空坠，或伴小腹疼痛拒按。出血多时可发生合并贫血，严重者可致昏厥。

（3）体格检查：子宫复旧不良者，子宫较同期正常产褥子宫大而软，或伴压痛；胎盘残留者，有时可见胎盘组织堵塞于宫颈口处。

（4）辅助检查：血常规检查有贫血或炎性改变；超声检查或可发现宫腔内有残留物。

二、中医调理

（一）辨证调理

1.气虚证

【主要证候】产后恶露过期不止，量多，色淡红，质稀，无臭味；精神倦怠，四肢无力，气短懒言；小腹空坠；面色苍白；舌淡，苔薄白，脉缓弱。

【证候分析】气虚统摄无权、冲任不固，则恶露过期不止、血量较多；血失气化，则色淡、质稀、无臭味；气虚中阳不振，则精神倦怠、四肢无力、气短懒言；中气不足，失于提挈，则小腹空坠；气虚清阳不升，则面色苍白；舌淡，苔薄白，脉缓弱，为气虚之证。

【治疗法则】益气摄血。

【方药举例】补中益气汤加阿胶、艾叶、乌贼骨。

2.血热证

【主要证候】产后恶露过期不止，量较多，色深红，质黏稠，气臭秽；口燥咽干；面色潮红；舌红，苔少，脉细数无力。

【证候分析】产后营阴耗损，虚热内生，气郁化热或感热邪，热扰冲任，迫血妄行，故恶露过期不止、量较多；血被热灼，则色深红、质黏稠、气臭秽；虚热上浮，故面色潮红；阴液不足，则口燥咽干。舌红，苔少，脉细数无力，为阴虚内热之证。

【治疗法则】养阴清热、凉血止血。

【方药举例】保阴煎加煅牡蛎、炒地榆。

若兼乳房、少腹胀痛，心烦易怒，恶露中夹有血块，口苦咽干，脉弦数，则属肝郁血热之证。治宜疏肝解郁、清热止血，方用丹栀逍遥散。

3.血瘀证

【主要证候】产后恶露过期不止，淋漓量少，色黯有块；小腹疼痛拒按；块下痛减；舌紫黯，或有瘀点，脉弦涩。

【证候分析】瘀血阻滞冲任，新血不得归经，则恶露过期不止、淋漓量少、色黯有块；瘀血内阻，不通则痛，故小腹疼痛拒按；块下瘀滞稍通，故使痛减。舌紫黯，脉弦涩，为瘀血阻滞之证。

【治疗法则】活血化瘀、理血归经。

【方药举例】生化汤加牡蛎、茜草、三七。

若兼口干咽燥、舌红、脉弦数,酌加地榆、黑黄柏以清热止血。

(二)成药调理

(1)加味生化颗粒。每次 10g,每天 3 次,温水冲服。适用于血瘀证。

(2)葆宫止血颗粒。每次 15g,每天 3 次,温水冲服。适用于血热证。

(三)药膳调理

1.第一阶段(产后 24h)

产妇此时消化功能较弱,应以流质食物为主,比如蛋汤、小米粥等,可摄入一些排气类食物,比如萝卜汤等,有助于肠道蠕动,禁止摄入易胀气食物,比如牛奶、豆浆等。饮食建议少食多餐,更有助于消化。

2.第二阶段(产后 2～3d)

产妇可适当摄入半流质食物,如汤面、素馅馄饨等,逐步恢复到正常饮食,以清淡为主,少喝鸡汤等油腻食物,多食蔬菜,适当补充维生素和微量元素。

3.第三阶段(产后 4～7d)

此时主要以清除恶露为主,产妇仍需清淡饮食,以排毒为先,辅以开胃健脾,帮助产妇恢复消化功能。可选择红枣小米粥、西红柿鸡蛋面等营养丰富、口感细软、清淡易消化的食物,可适量饮用红糖水。红糖含铁量较高,具有补血作用,且红糖性温,有利于产妇排出瘀血。

4.第四阶段(产后 8～21d)

此时药膳调理重点为调理气血、固肾安神、恢复元气。此时产妇机体功能逐步恢复,可以喝一些有助于"下奶"的汤,但不宜过量。煲汤可选用脂肪含量较低的肉类,猪肚粥、鲫鱼汤、乌鱼汤等都是不错的选择。

另外,对于阴虚体质的产妇,产后容易口渴、皮肤干、便秘,产后药膳调理侧重补阴虚又能够治疗便秘的食物,可选择核桃煲猪肚等;气虚体质的产妇,产后宜注重滋养补气,可选择山药蒸蛋等。

(四)艾灸

【取穴处方】神阙、合谷、三阴交、气海、关元。

【操作方法】使用艾条对各个穴位进行温和灸,每次每穴灸 15min。

【治法功用】利用艾条熏灼、温熨体表一定部位,并借助其热力及药物作用来调节经络脏腑功能、平衡人体阴阳、扶正祛邪。

(五)针刺

【取穴处方】合谷、三阴交、气海、关元。

【操作方法】皮肤常规消毒,合谷采用补法,直刺 0.5 寸,以局部出现酸、麻、胀为宜;三阴交采用泻法,进针向上斜刺 1.5 寸,至局部出现酸、麻、胀,使针感向腹部传导;气海、关元采用补法,进针直刺 1 寸,至局部出现酸、麻、胀,使针感向外生殖器放射。以上穴位均留针 30min。

【治法功用】通过对穴位的强刺激来调理经络气血运行、改善体内阴阳气血,有效促进子宫收缩。

(六)中药热罨包外敷

【处方组成】益母草 20g、黄芪 20g、川芎 10g、炙甘草 10g、艾叶 30g、鸡血藤 15g、熟地黄 20g、当归 10g、红花 5g、炒杜仲 15g。

【操作方法】将热罨包置于治疗仪中或直接置于体表,取舒适体位,每天外敷 2 次,每次 60min。

【治法功用】直接作用于患病部位,使皮肤和皮下组织的细小血管扩张,以改善局部的血液循环,并减轻内部脏器的充血,起到疏通经络、调和气血、平衡阴阳的作用。

(七)穴位贴敷

【取穴处方】神阙、气海、关元。

【操作方法】当归、炙甘草、川芎、泽兰、蒲黄、红花、桃仁、泡姜、五灵脂、南山楂、艾叶、延胡索、香附、枳壳,诸药研末,用益母草汁调和,贴敷于相应穴位,保持 4～6h。

【治法功用】暖宫祛瘀、行气活血止痛。根据现代药理学研究,枳壳和益母草能促进子宫肌肉兴奋、增强子宫收缩能力。

(八)生活调理

(1)母婴同室,环境适宜;勤擦身,宜淋浴、勤换内衣,产后 6 周内避免盆浴;保持外阴和伤口清洁;生活节律,保证充足的睡眠;保持好心态,预防产后抑郁症。

(2)产后6周健康检查无异常可恢复性生活,注意性卫生,预防生殖道感染。

(3)尽早适当运动,训练形体。经阴道自然分娩的产妇,产后尽早下床活动;剖宫产的产妇术后及时翻身,拔尿管后即可下床活动。产后运动有腹式呼吸、卧位体操、肌力训练、有氧运动、瑜伽、盆底肌训练等。

三、注意事项

1. 饮食宜忌

(1)忌辛辣类食物,如花椒、桂皮等,以防暗耗气血。

(2)忌寒凉生冷或酸涩类食物,以防壅遏气机。

(3)忌烟酒,避免浓茶和咖啡。

(4)忌回乳之品,如神曲、麦芽、啤酒等。

(5)坚硬类食物应适量。

2. 生活宜忌

(1)产后忌久蹲久站或搬提重物,以免耗气,出现子宫脱垂。

(2)产后运动强度宜循序渐进,不可急于求成。产后前4周可以进行呼吸功能训练、肌力训练,同时可以提高心肺功能;产后4~6周可开始规律的有氧运动,运动量根据个人耐受程度逐渐增加。

(3)若产后不哺乳,排卵可出现在产后4周左右,即在第1次月经前,故产后第1次性生活就要采取避孕措施。

第四节　促进盆底恢复

女性盆底是由封闭骨盆出口的多层肌肉和筋膜组成的,尿道、阴道和直肠贯穿其中。盆底肌肉对维持盆腔脏器一般生理状况及功能有着特殊意义,承担并支撑着直肠、膀胱、子宫等盆腔脏器。女性盆底康复是指在整体理论的指导下,施行对盆底支持结构的训练,加强并恢复功能。女子以血为本、以气为用,若素体虚弱,分娩时难产、用力太过,产程过长,或产后过早参加体力劳动,脾胃之气先天不足或后天受损,脾气亏虚则收摄无权、下陷无以固脱;或因分娩时处理不当,胞络受损,失去正常支持能力,不能固定宫体;或产育过多、房劳过度,导致肾气亏虚、冲任不固、带脉无力维系胞宫络脉。

一、诊断要点

(一)病史

多有分娩损伤史、产育过多史,产后过早操劳,有慢性疾病等。

(二)主要症状

当盆底组织遭到毁坏时,盆腔脏器的功能也会发生病理改变,继而出现功能障碍。

(1)子宫脱垂:轻者无症状,重者可有阴道内肿物脱出,脱出物溃疡、出血,伴腰酸、下坠等感觉。轻度脱垂者阴道内脱出物在平卧休息后能自行还纳;重者脱出物不能还纳,影响行动。

(2)阴道壁脱垂:轻者无明显症状,重者自觉下坠、腰酸,并有块状物从阴道脱出。长久站立、激烈活动后或加腹压时块状物增大,下坠感更明显。

(3)产后尿失禁:指产后不能如意约束小便而自遗,常伴小便过频。

(4)粪失禁:不完全失禁时,虽能控制干便,但对稀便不能控制,集中注意力控制肛门时,方可使粪便不流出。完全失禁时,粪便可以随时自行流出,例如咳嗽、走路、下蹲及睡眠时。

(5)性功能障碍:女性盆底肌肉有着维持阴道紧缩度、增进性快感的作用,一旦出现盆底功能障碍,就会因阴道松弛、尿失禁等造成性欲低下、性唤起障碍、性交疼痛等。

(三)体格检查

(1)检查外阴有无萎缩。

(2)用标准的双叶窥阴器检查,并进行测量。

(3)将两根手指置入阴道侧壁,嘱患者向下用力,评价阴道侧壁的支持结构,注意宫颈和阴道穹隆的脱垂程度。

(4)肛门和直肠检查:评估会阴体的完整性及肛门括约肌的张力。

(5)尿失禁的诱发试验:棉签试验、膀胱颈抬举试验。

(四)辅助检查

(1)盆底肌力评定:采用阴道压力测量仪评定患者盆底肌力。测定Ⅰ类和Ⅱ类肌纤维的肌力,肌力分0~5级,分级越高,盆底肌力越强。

(2)阴道动态压力测定:若压力值较正常值低,提示阴道松弛、盆底肌肉松弛或韧带松弛,也可能是发生了盆腔脏器脱垂、盆底功能障碍等。

二、中医调理

(一)辨证调理

1.气虚证

【主要证候】子宫脱垂或阴道壁脱垂,劳则加剧,卧则消失;小腹下坠,四肢无力,少气懒言,面色少华;小便频数,带下量多,质稀色白;舌淡苔薄,脉虚细。

【治疗法则】补中益气、升阳举陷。

【方药举例】补中益气汤。

2.肾虚证

【主要证候】子宫脱垂,腰酸腿软,小腹下坠;小便频数,夜间尤甚;头晕耳鸣;舌淡红,脉弱。

【治疗法则】补肾固脱、益气提升。

【方药举例】大补元煎。

(二)药膳调理

花生红枣汤和姜枣桂圆蜂蜜膏具有益气养血之功;小麦大枣粥具有补气血、健脾胃、安心神之功。

(三)针灸按摩调理

1.针刺

【治疗法则】升举阳气、固摄胞宫。

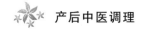

【主穴】百会、气海、子宫、大赫。

【配穴】气虚加足三里；肾虚加肾俞、照海；腰膝酸软加肾俞、曲泉；头晕耳鸣加太溪；膀胱膨出者加关元、曲骨、横骨。

针刺前应令患者先解净小便，将脱出的子宫推入阴道，针刺时垫高臀部。腹部穴针向耻骨联合方向，行针使患者子宫有上提感。针刺后卧床休息30min，绑上子宫托或束带以提高疗效。治疗期间应避免负重和下蹲过久，应禁房事。

2.艾灸

用小艾炷直接灸百会、八髎，每穴7壮，隔天1次。

3.中药联合穴位刺激

【中药治疗】治疗法则为升举阳气、固摄胞宫。中药处方予黄芪、太子参、白术、柴胡、升麻、当归、陈皮、炙甘草等，用水煎服，早晚口服1次，4周为1个疗程。

【穴位刺激】应用神经肌肉刺激治疗仪，选取子宫、关元、肾俞、足三里进行电刺激，在体表相应位置粘贴表面电极片，刺激频率为50Hz，脉宽250μs。每次治疗30min，每周2～3次，10次为1个疗程。

4.按摩

按摩盆底肌肉，促进局部血液循环及缓解肌肉痉挛疼痛。建议以拇指、食指与中指的指腹按摩会阴体和肛提肌。要点是找准痛点，由轻至重，由浅至深，以上下震动为基点，以患者有热、胀的舒适感为宜。每次30min，10～15次为1个疗程。

5.针刺联合拔罐

对患者按顺序进行仰卧位针刺归来、截石位针刺长强、俯卧位针刺八髎及承山，用补法，得气后再选口径1.5～3cm的玻璃罐吸拔，均分别留罐5min。每天1次，15d为1个疗程，间隔1周后再行下一疗程。

(四)外治法调理

1.中药熏洗

中药熏洗可促进毛细血管扩张，使腠理疏通、气行血活；促进血液循环，使盆底肌力加强；还能改善局部的炎症环境。常用的熏洗方有：①蛇床子 60g、乌梅 60g，煎水熏洗，每天 1 次；②枳壳 50g，煎水熏洗，每天 1 次；③蛇床子 30g，花椒、黄柏、苦参、升麻、苍术、柴胡、五倍子各 10g，煎水熏洗，每天 1 次。

2.中药穴位贴敷

中药方剂为生化汤，处方如下：益母草、当归、川芎、枳壳、桃仁、制香附、苏木、元胡、制附片、艾叶，将上述各种药物混合研粉，调制成糊状，敷贴于患者的气海、关元或者脐部。

3.阴道纳药法

药用五倍子、覆盆子各 20g，共研成细末，以香油调后，取棉球蘸药塞入阴道深处。每天 4 次，3～5d 为 1 个疗程。有收涩固脱的功效。

(五)生活调理

在日常生活中，产妇可进行适当的自我康复训练，如通过"提肛功"提高耻骨和尾骨活力；通过盆底肌训练加强盆底肌肉力量，改善尿道、肛门括约肌的功能。产后为防止内脏下垂可使用收腹带。物理康复治疗对产妇盆底肌功能的恢复有效。产妇还可以根据自身情况，在医生的指导下选择盆底生物反馈疗法、盆底电刺激疗法、盆底磁刺激疗法等进行康复训练。

三、注意事项

(一)预防

产后 6 周是进行盆底肌康复训练的最佳时机，提倡产后妇女在适当时间来医院做盆底检查，以便早发现、早治疗。

(二)调养护理

(1)由于后倾的子宫更容易脱出，故在产褥期间不要总是仰卧，以避免子宫后倾。

(2)做家务时，最好是站着或坐着，避免蹲着，如蹲着洗尿布或择菜。

(3)应防止便秘、咳嗽，以免增加腹腔内压力，而使盆底组织承受更大的压力。

(4)要尽快解决慢性疾病，积极参加锻炼。

（5）产褥期既要杜绝高负荷运动，又要做适量肢体活动，以加快子宫恢复。

（6）注重膳食营养均衡，保证产后体重在合理范围之内。

第五节 促进形体恢复

产后形体恢复包括形态恢复和功能恢复。形态恢复包括产后塑身、产道修复、胸部护理、瘢痕修复等；功能恢复包括盆底肌修复、子宫复旧、卵巢保养等。

常见产后形体病变的病因病机可归结为以下四个方面：一是亡血失津，二是元气受损，三是瘀血内阻，四是外感六淫或饮食房劳所伤。产后"百节空虚"，元气、津血未复，生活稍有不慎或调摄失当，可致产后诸病。

一、诊断要点

（一）病史及主要症状

怀孕时子宫受压下移，盆底肌肉长时间过量负荷，会逐渐变得松弛，如果分娩时遇难产、产程延长、产钳操作等，更会加重盆底功能障碍。超过 40% 的产妇产后骨盆恢复不良，常见的症状有尿失禁、便秘、性生活不满意，严重的还可能造成子宫脱垂。

在孕期，70%～90% 准妈妈的乳房、下腹部及大腿处可能会出现妊娠纹。妊娠纹的形成主要是由于妊娠期子宫急剧增大、腹部快速隆起，皮肤真皮层中的弹力纤维与胶原纤维因外力牵拉而受到不同程度的损伤或断裂，皮肤变薄变细，从而出现一些宽窄不同、长短不一的粉红色或紫红色的波浪状花纹。分娩后，这些花纹会逐渐消失，留下白色或银白色的有光泽的瘢痕线纹。

由于乳房没有肌肉组织，宝宝吮吸对乳头的牵拉，以及孕期乳房受重力影响导致乳房悬韧带松弛，这些都会造成产妇的乳房下垂。此外产后体重明显增加、腹部一圈圈的赘肉也是令产妇苦恼的原因。

（二）体格检查及辅助检查

具有盆底功能障碍的产妇除了有盆腔器官脱垂外，还常常合并泌尿系统和肛肠系统的症状，如尿失禁、排尿困难、尿潴留、膀胱过度活动症、排便困难及便失禁等。产后盆底功能障碍性疾病的病情评估及疗效评判非常重要，目前常用的方法除盆腔器官脱垂定量分期外，还有尿动力学检查、肛肠动力学检查、盆底超声及盆底磁共振等。

二、中医调理

（一）辨证调理

（1）气血两虚：产后面色苍白或无华，头晕目眩，四肢倦怠，气短懒言，心悸，饮食减少，舌淡苔薄白，脉细弱或虚大无力。方选八珍汤加减。

（2）脾虚肝郁：产后抑郁，头痛目眩，口咽干燥，神疲食少，两胁作痛，乳房胀痛，脉弦而弱。方选逍遥散加减。

（3）气虚下陷：产后子宫脱垂，泻下，伴气短乏力，舌淡脉虚。方选补中益气汤加减。

（二）成药调理

加味八珍益母膏、益母草胶囊、补中益气丸、通乳颗粒、理中丸、归脾丸。

（三）药膳调理

玫瑰解郁饮具有消脂减压、祛斑养颜的效果；茶树菇汤具有滋阴养颜、补钙强骨的功效；大豆糙米糊具有补钙补血、通便祛湿、补充胶质的功效。

（四）针灸调理

1. 产后腹部塑形

【主穴】一般在肚脐附近的带脉取穴，如天枢、大横。

【辨证加减用穴】若伴有胃热湿阻，则加梁丘、公孙；若伴有痰湿内盛，则加天枢、大横、丰隆、阳陵泉；若伴有脾肺气虚，则加列缺、太渊；若伴有水饮内停，则加水分、阴陵泉；若伴有易饥疲乏，则加足三里、内庭。

【针刺方法】辨证后选择补泻手法，但根据产后产妇体虚的特点，临床上多用补法，穴位循经络选择即可，留针 30min，取针后迅速按压针孔。每周 2～3 次，10 次为 1 个疗程。

2.产后乳房下垂

【主穴】乳根、屋翳、天溪、神封。

【辨证加减用穴】若伴有气血虚弱，则加建里、天枢、足三里、下巨虚、三阴交、丰隆、内关；若伴有肾气亏虚，则加神阙、气海、关元、肾俞、漏谷、丰隆；若伴有气郁阻滞，则加太冲、阳陵泉、足三里、丰隆；若伴有脾胃虚弱，则加中脘、下脘、太乙、天枢、足三里。

【针刺方法】在胸部应用 0.25mm、1.5 寸针具；在躯体用 0.3mm、1.5寸针具。在胸部采取平刺法，其他部位用直刺法。20 次为 1 个疗程，每天 1 次，在排卵期操作比较好。同时以手法按摩胸部，促进局部血液循环，为胸部提供更多的营养。

(五)推拿调理

【功效】通经活络、利水渗湿。

【操作方法】①产妇平卧，充分暴露四肢及小腹。推拿顺序先上肢再小腹继而下肢。施术者清洁双手，将适量精油倒于掌心，搓热后涂抹于上肢，再施以揉法、推法等推拿手法，上肢循心包经、三焦经走向予以补法，继而按揉小腹穴位(以胃经为主)、推任脉，最后推下肢，循脾经、胃经走向予以补法。②产妇俯卧，充分暴露背部。施术者清洁双手，将适量精油倒于掌心，搓热后涂抹于背部，再施以揉法、推法、搓法等推拿手法，整个手法以温补为主，按揉腰骶部穴位(以督脉、膀胱经为主)，最后搓龙骨。两组推拿时间均为每次 30min，每周 2～3 次，10 次为 1 个疗程。

(六)外治法调理

①根据中医体质辨证配制中药药包，微波炉加热后，敷于小腹、腰骶部，每次 20min，10 次为 1 个疗程。中药外敷包具有温经止血、活血止痛等功效。②根据中医体质辨证配制中药组方，取药每晚泡脚，每次 20min，10 次为 1 个疗程。中药足浴具有生气利血、舒筋活络、温经止痛等功效。

（七）生活调理

产后产妇需保持心情舒畅和充足的睡眠,避免焦虑抑郁。产妇的饮食调养应做到品种丰富、软烂可口,不可大吃大喝,导致发胖。产妇应多吃蔬菜、水果和营养价值高的食物,并且饮食要清淡适宜、荤素搭配、避免偏食。产妇身体比较虚弱,排汗较多,所以更怕见风受凉,特别是脚最怕受凉,应注意保暖。

三、注意事项

产后进行形体恢复的时间不宜太早,运动量也不宜太大。自然分娩的产妇在产褥早期可以视身体情况在产后的6～12h起床活动,产后1周可以做形体恢复操。对于剖宫产的产妇来说,可于产后第2天起床活动,产后10d再开始做形体恢复操。坚持母乳喂养,可加速乳汁的分泌,促进母体新陈代谢。讲究科学锻炼,保持心理健康。

第六章　产后体质调理

中医体质是指人体以先天禀赋为基础,在后天的生长发育和衰老过程中所形成的结构、功能和代谢上的个体特殊性。中医体质学说是在中医理论指导下研究人类各种体质特征、体质类型的生理、病理特点,从而指导疾病预防和治疗的一门学说。

妇女保健学主要研究女性一生中不同时期的生理、心理、社会特点及保健需求。中医体质学在妇女保健工作中的应用范围十分广泛,通过研究女性不同时期的体质特征,强调体质的可调性,针对不同体质特征采取不同的治疗措施,贯彻中医学"治未病"的学术思想,结合体质来预防、改善或调整功能状态,为从女性体质的角度预防疾病提供了理论和方法,充分体现了"以人为本,因人制宜"的思想。

第一节　气虚体质

气虚,主要是元气虚弱。由于元气功能低下,五脏六腑及各脏腑之气的功能也会随之减弱,总体功能就无法正常发挥。如产时或产后耗血伤气、产后过度劳累等可能导致产妇出现产后血崩、产后恶露不绝、产后小便异常、产后大便难、产后缺乳或乳汁自出等。

一、主要表现

(1)主症:体型虚胖,四肢无力,精神倦怠,气短汗多,喜静懒言,面色无华。

(2)兼症:产后乳少,甚或无乳,乳汁清稀,乳汁自出,乳汁量少、质清稀;产时或产后失血过多,可见头晕眼花、面色苍白、心慌心悸;易感冒;

产后恶露过期不净、量多、色淡红、质稀;产后小便不通或频数或失禁,大便难解。

(3)舌脉:舌淡,苔薄白,脉细弱。

二、中医调理

(一)辨证调理

《景岳全书》:"产后气血俱去,诚多虚证。然有虚者,有不虚者,有全实者,凡此三者,但当随证随人,辨其虚实,以常法治疗,不得执有诚心,概行大补,以致助邪。"即产后多虚应以大补气血为主,但其用药须防滞邪、助邪之弊,治宜培补元气、补气健脾。

(1)代表方剂:四君子汤、补中益气汤等。偏肺气虚者,反复出现感冒、咳嗽、流涕等症状,可用玉屏风散。

(2)常用药物:党参、黄芪、白术、茯苓、陈皮、大枣、甘草、防风、人参、西洋参、太子参、白扁豆、山药、蜂蜜、饴糖等。

(二)成药调理

(1)玉屏风颗粒:具有益气固表止汗、增强免疫力的作用。由黄芪、白术、防风三味药组成。服用方法:开水冲服,每次 5g,每天 3 次。适用于产后表虚不固、自汗、汗出恶风等。

(2)补中益气丸:具有补中益气、升阳举陷的作用。由党参、黄芪、白术、当归、升麻、柴胡、陈皮、炙甘草、生姜、大枣组成。服用方法:口服,每次 9g,每天 3 次。适用于气虚体质之脾胃虚弱、中气下陷等。

(3)六君子丸:具有补脾益气、燥湿化痰的作用。由党参、白术、茯苓、姜半夏、陈皮、炙甘草组成。服用方法:口服,每次 9g,每天 2 次。适用于气虚体质之脾胃虚弱、食量不多、气虚痰多、腹胀便溏等。

(4)归脾丸:具有益气健脾、养血安神的作用。由党参、白术、黄芪、炙甘草、茯苓、远志、炒酸枣仁、龙眼肉、当归、木香、大枣组成。服用方法:口服,每次 9g,每天 3 次。适用于气虚体质之心脾两虚、气短心悸、失眠多梦、头昏头晕、肢倦乏力、食欲不振等。

(5)参苓白术散:具有健脾益气的作用。由人参、茯苓、白术、山药、白扁豆、莲子、薏苡仁、砂仁、桔梗、甘草组成。服用方法:口服,每次6~9g,每天2~3次。适用于气虚体质之脾胃虚弱、食少便溏、气短咳嗽、肢倦乏力等。

(三)药膳调理

(1)芪苓粥:由黄芪30g,茯苓15g,大枣10g,山药30g,粳米50g,红糖适量组成。制作方法:将大枣去核,与黄芪、茯苓、山药、粳米同煮成粥,加适量红糖调味即可服用。适用于产后气虚体质偏心肺气虚者,如易感冒者。

(2)山药粥:由山药30g,粳米180g组成。制作方法:将山药和粳米一起入锅,加清水适量,煮熟即可食用。适用于产后气虚体质。

(四)针灸调理

(1)体针:足三里、三阴交、气海、关元等穴。

(2)电针:足三里、气海、关元、中极、天枢、三阴交等穴。

(3)灸法:足三里、气海、关元、天枢、三阴交等穴,回旋灸法。

使用方法:针法每天1次,针刺20min,间歇行针;灸法每天1次,每次20~30min。适用于产后气虚或气血两虚证。

(五)推拿调理

穴位按摩:足三里、关元、膻中、阴谷等穴。

使用方法:每天1次,每次按压15min,每分钟按压15次。适用于产后气虚体质。

(六)食物调理

(1)大枣:性温,味甘,具有益气补血的功效。气虚体质之人进食大枣宜煨烂。

(2)樱桃:性温,味甘,具有补气养血、健脾补肾的功效。

(3)葡萄:性平,味甘、酸,具有益气健脾、补益肝肾的功效。气虚体质无论伴有肺虚、肾虚、脾虚者,皆可食用。

(4)花生:性平,味甘,具有补中益气的功效。气虚体质偏肺虚、脾虚者更加适宜,制作方法以水煮为妥。

（七）生活调理

（1）调整生活方式：产后女性应避免过度劳累，适当运动，养成规律的生活作息。

（2）调畅情志：产后女性情绪波动较大，应尽量避免受到各种情绪的刺激，培养兴趣爱好，学会调节情绪。

三、注意事项

（1）孕期定期产检，避免并发症的发生。

（2）产后及时调理，正确饮食、增强营养；避免情绪受到刺激。

第二节　阳虚体质

阳虚，多指元阳不足。多因先天禀赋不足，或妊娠期调养失当、元气不充，或产后劳倦内伤、房事不节，或产褥期汗出不止，导致阳气虚衰，甚至阳虚及肾。可出现产后情志异常、产后小便异常等。

一、主要表现

（1）主症：形体肥胖，畏寒怕冷，肢体关节酸痛，腰背为著；大便溏薄，小便清长。

（2）兼症：性格多沉静内向，精神萎靡，毛发易落。

（3）舌脉：舌淡胖或有齿痕，苔薄滑，脉沉或沉迟。

二、中医调理

（一）辨证调理

阳虚体质治宜补肾温阳、益火之源。

（1）代表方剂：金匮肾气丸、右归丸、四逆散。

（2）常用药物：熟地黄、山药、山茱萸、枸杞子、菟丝子、杜仲、鹿角胶、制附子、肉桂、巴戟天、淫羊藿、补骨脂等。

(二)成药调理

(1)金匮肾气丸：具有温补肾阳、化气行水的作用。由熟地黄、山药、山茱萸、茯苓、牡丹皮、泽泻、桂枝、制附子、川牛膝、车前子组成。服用方法：口服，每次 9g，每天 2 次。适用于肾虚水肿、腰膝酸软、小便不利、畏寒肢冷等。

(2)右归丸：具有温补肾阳、填精止遗的作用。由熟地黄、制附子、肉桂、山药、山茱萸、菟丝子、鹿角胶、枸杞子、当归、杜仲组成。服用方法：口服，每次 5g，每天 2 次。适用于肾阳不足、命门火衰、腰膝酸冷、精神不振等。

(3)理中丸：具有温中散寒、健胃的作用。由党参、白术、炙甘草、干姜组成。服用方法：口服，每次 1 丸，每天 2 次。适用于治疗产后脾胃阳虚、中焦虚寒而出现的呕吐泄泻、消化不良等。

(三)药膳调理

(1)当归生姜羊肉汤：由羊肉 500g，生姜 30g，当归 20g 组成。制作方法：当归、生姜洗净，清水泡软，切片；羊肉放入水烧开的锅中微烫 30s 左右，除去血水后捞出来切片；将生姜、当归、羊肉一起放入砂锅，加入清水、料酒、盐适量，大火煮沸后撇去浮沫，改小火炖至羊肉熟烂即可。适用于产后血虚里寒等。

(2)山药奶肉汤：由羊肉 500g，生姜 25g，山药 60g，牛奶 200ml 组成。制作方法：羊肉洗净切块，生姜洗净切片，山药去皮切块备用；将羊肉、生姜一同放入砂锅，加入适量清水，大火烧开后转小火炖煮 30min，再放入山药炖至软烂，最后加入牛奶 200ml 至煮沸，即可食用。适用于产后畏寒肢冷、体虚乏力等。

(四)针灸调理

督灸：后背正中线，大椎至腰腧穴的督脉段。

使用方法：隔姜灸，每周 1 次，每次灸 3 壮，4 次为 1 个疗程。适用于产后身痛等。

（五）推拿调理

（1）穴位按摩：气海、足三里、涌泉等穴。方法：每天1次，每次按压15min，每分钟按压15次。适用于产后阳虚体质。

（2）捏脊：后背正中线，臀裂至大椎穴的督脉段。方法：自下而上，每次捏3～5遍，最后一遍"捏三提一"。适用于产后阳虚，尤其是中焦虚寒者。

（六）食物调理

（1）生姜：味辛，性温，具有发散风寒、化痰止咳、温中止呕的功效，对阳虚体质的人来说，姜可以起到温阳散寒的作用。

（2）黄豆芽：性平、偏寒，具有健脾的功效，更适用于阳虚体质之脾胃虚弱者。

（3）南瓜：性温、偏湿，具有温补脾阳的功效，适用于产后偏脾虚者。同时南瓜也有助于产妇产后形体的恢复。

（七）生活调理

产褥期避免贪凉，室内温度以25～26℃、湿度以50％～60％为宜，避免各个关节部位受风、寒、湿的侵袭；注意腰、下肢的保暖。

三、注意事项

（1）产后的女性要避免过度劳累，避免暴饮暴食、贪凉饮冷；产褥期注意保暖，避免风、寒、湿的侵袭。

（2）产后及时调理，预防产后并发症。

第三节　血　虚　体　质

血虚，主要是阴血亏虚。多因产时或产后出血或产后操劳过早导致阴血暴亡或阴血亏虚。产后阴血亏虚可能导致产后血晕、产后腹痛、产后痉证、产后发热、产后身痛、产后情志异常、产后大便难、产后缺乳等。

一、主要表现

（1）主症：面色苍白或面色萎黄，头晕目眩，心慌心悸，四肢乏力。

（2）兼症：产后心悸少寐；恶露量少，色淡质稀；产后失血过多可出现突然晕眩，四肢抽搐，不能起坐，神昏口噤；产后小腹隐痛，喜揉喜按；情绪低落，悲伤欲哭。

（3）舌脉：舌淡，苔薄白，脉细无力。

二、中医调理

（一）辨证调理

（1）代表方剂：四物汤、八珍汤、当归补血汤、十全大补汤、人参养荣汤、桃红四物汤、胶艾汤、炙甘草汤、当归建中汤等。

（2）常用药物：熟地黄、当归、白芍、阿胶、何首乌、龙眼肉等。

（二）成药调理

（1）复方阿胶浆：具有补气养血的作用。由阿胶、红参、熟地黄、党参、山楂组成。服用方法：口服，每次 20ml，每天 3 次。适用于贫血或有产后出血史等气血两虚者。注意：本品中含有红参，不宜同时服用藜芦、五灵脂、皂荚或其制剂。

（2）健脾生血颗粒：具有健脾和胃、养血安神的作用。由党参、茯苓、白术、黄芪、山药、鸡内金、龟甲、麦冬、五味子、龙骨、牡蛎、大枣组成。本药含有硫酸亚铁成分，辅料为蔗糖、维生素 C、枸橼酸、β-环糊精。服用方法：口服，每次 15g，每天 3 次；或遵医嘱。适用于产后气血两虚者，尤以气血两虚型缺铁性贫血患者更适用。注意：非缺铁性贫血（如地中海贫血）患者禁用。

（3）八珍丸：具有补气益血的作用。由党参、茯苓、白术、熟地黄、白芍、当归、川芎、甘草组成。服用方法：口服，每次 9g，每天 3 次。适用于产后气血两虚者。

（三）药膳调理

当归生姜羊肉汤：由羊肉 500g，生姜 30g，当归 20g 组成。制作方法:当归、生姜洗净,清水泡软,切片;羊肉放入水烧开的锅中微烫 30s 左右,除去血水后捞出来切片;将生姜、当归、羊肉一起放入砂锅,加入清水、料酒、盐适量,大火煮沸后撇去浮沫,改小火炖至羊肉熟烂即可。适用于产后血虚里寒等。

(四)食物调理

(1)大枣:性温,味甘,具有益气补血的功效,有助于产后补血。

(2)红豆:性平,味甘、酸,具有养心补血的功效,既有助于产后补血,又可预防产后抑郁。

(五)生活调理

(1)营养均衡:产后饮食切忌单一,要保证营养均衡。

(2)规律作息:产后女性应避免过度劳累,养成规律的生活作息。

(3)调畅情志:产后女性情绪波动较大,应尽量避免受到各种情绪的刺激,培养兴趣爱好,学会调节情绪。

(4)适当运动:适当进行比较简单的舒展运动,有助于产后恢复。

三、注意事项

(1)孕期定期产检,避免并发症的发生。

(2)产后及时调理,饮食均衡,加强营养;避免过度劳累。

第四节　阴虚体质

阴虚,主要是指体内津液精血等阴液亏少。多因素体阴血不足,产时耗血伤津,或产后出血,或产后大汗,或产后误用峻下之法而致。阴津亏虚可能出现产后痉证、产后身痛等。

一、主要表现

(1)主症:形体消瘦,面色潮红,口干咽燥,五心烦热,失眠,大便干等。

（2）兼症：可伴有潮热盗汗、产后低热、心慌心悸、腰膝酸软、耳聋耳鸣、产后缺乳等；甚或阴血暴虚，筋脉失养，出现头项强直、四肢抽搐等。

（3）舌脉：舌红少津，或有裂纹；脉细。

二、中医调理

（一）辨证调理

阴虚体质主要以滋养肾阴为主。

（1）代表方剂：六味地黄丸、左归丸、大补阴丸、当归补血汤、四物汤等。

（2）常用药物：熟地黄、山药、山茱萸、桑葚、女贞子、百合、沙参、麦冬等。

（二）成药调理

（1）六味地黄丸：具有滋阴补肾作用。由熟地黄、山药、山茱萸、茯苓、牡丹皮、泽泻组成。服用方法：口服，每次 9g，每天 2 次。适用于产后因肾阴亏虚表现的腰膝酸软、耳鸣等。

（2）左归丸：具有滋肾补阴的作用。由熟地黄、菟丝子、牛膝、龟甲胶、鹿角胶、山药、山茱萸、枸杞子组成。服用方法：口服，每次 9g，每天 2 次。适用于产后因真阴不足引起的腰膝酸软、盗汗、神疲等。

（三）药膳调理

（1）五圆鸽子汤：由肉用鸽 1 只，红枣、桂圆、荔枝肉、莲子、枸杞子各10g，生姜、酒、盐、味精各适量组成。制作方法：提前处理鸽子，洗净，用酒、盐涂擦鸽的内外两面，腌制 30min；将腌制好的鸽与红枣、桂圆、荔枝肉、莲子、枸杞子一起放入砂锅，生姜切片，与适量味精一起加入砂锅，加入适量清水；砂锅放入蒸笼屉蒸至肉软烂即可。适用于产后肝肾阴虚、气血虚弱等。

（2）莲子百合红豆沙：由红豆 500g，莲子 30g，百合 10g，冰糖、陈皮适量组成。制作方法：红豆、莲子、百合洗净，清水浸泡约 2h，水烧开后将红豆、莲子、百合和陈皮一起放入锅中，水沸后转中火慢煮 1h 以上，直到红豆起沙,加入适量冰糖调味,继续煮到冰糖融化即可。适用于产后阴虚所致的肺燥咳嗽等。

(四)食物调理

(1)百合:性平,味甘、微苦,具有润肺止咳、清心安神的功效。适用于产后肺阴虚引起的咳嗽等。

(2)银耳:性平,味甘,具有滋阴、润肺、生津的功效。适用于产后阴虚。

(3)黑芝麻:性平,味甘,具有补益肝肾、润肠通便、通乳的功效。适用于产后肝肾阴虚等,尤其适用于产后大便干燥难解、乳汁不下。

(五)生活调理

(1)饮食调节:少食性温燥烈之品,多饮水。

(2)作息规律:避免熬夜劳累;运动宜适量,避免长时间出汗。

三、注意事项

(1)孕期规律产检,及时发现并纠正妊娠期并发症,避免产后并发症的发生。

(2)产后及时调理,正确饮食、增强营养;避免情绪受到刺激等。

第五节　阳热体质

阳热体质,又叫阳盛体质。多因素体阳气旺盛、情志不畅或产后血室空虚、感染外邪而邪毒内侵、入里化热所致。若不及时调理,可能出现产后腹痛、产后发热、产后恶露不绝或产后情志异常等。

一、主要表现

(1)主症:体格强健,急躁易怒,面红目赤,喜凉怕热,口渴喜饮,易生口气,小便热赤,大便干结。

(2)兼症:产后小腹灼热疼痛、发热恶寒、大汗、心烦不宁;或产后恶露过期不止,量多,色红或紫黯,质稠如败酱。

(3)舌脉:舌红,苔黄或干,脉数有力。

二、中医调理

(一)辨证调理

治宜泄热逐瘀、清热解毒、疏肝解郁、泻火安神。

(1)代表方剂:大黄牡丹皮汤、解毒活血汤、白虎汤、白虎加人参汤、清营汤、安宫牛黄丸、紫雪丹、丹栀逍遥散等。

(2)常用药物:蒲公英、野菊花、紫花地丁、漏芦、茯苓、败酱草、大血藤、马齿苋、山慈菇、白蔹、生地黄、牡丹皮、赤芍等。

(二)成药调理

(1)丹栀逍遥散:具有疏肝解郁、清热的作用。由牡丹皮、栀子、柴胡、白芍、当归、白术、茯苓、薄荷、生姜、甘草组成。服用方法:口服,每次6～9g,每天2次。适用于产后肝郁化热等。

(2)宫血宁胶囊:具有凉血止血、清热除湿、化瘀止痛的作用。由重楼单味药组成。服用方法:口服,每次2粒,每天3次。适用于产后瘀热互结等。

(三)食物调理

(1)苦瓜:性寒,味苦,具有清热解毒、明目的功效。

(2)绿豆:性凉,味甘,具有清热解毒的功效。

(3)冬瓜:性凉,味甘,具有清热解毒、利水消痰的功效。

(四)生活调理

(1)饮食:避免进食辛辣刺激、肥甘厚腻之品。

(2)生活方式:产后女性应避免过度劳累,养成规律的生活作息。

(3)调畅情志:产后女性情绪波动较大,应尽量避免受到各种情绪刺激,培养兴趣爱好。

(4)运动:产后进行合理的舒展运动,避免强度过大。

三、注意事项

(1)合理饮食,适当运动。

(2)孕期定期产检,避免并发症的发生。

(3)产后及时调理,增强营养;避免情绪受到刺激等。

第六节 湿热体质

一、主要表现

形体偏胖或苍瘦,平素面垢油光,易生痤疮粉刺,急躁易怒,口苦口干,身重困倦,关节肿痛,大便燥结或黏滞,小便短赤,带下增多偏黄,舌质红苔黄腻,脉象多滑数。

二、中医调理

(一)辨证调理

病位脾胃,涉及肝胆。多因外感湿热、脾气虚弱或嗜食肥甘厚腻、饮酒无度所致。以化湿为主,可选用六一散、三仁汤、平胃散等;以清热为主,可选用连朴饮、茵陈蒿汤、葛根芩连汤、龙胆泻肝汤。

(二)成药调理

(1)六一散:主要作用是清暑利湿。由甘草、滑石组成。服用方法:调服或煎服,每次6g,每天1～2次。适用于感受暑湿所致的发热、身倦、口渴、泄泻、小便黄少。外用可治痱子。

(2)四妙丸:主要作用是清热利湿。由苍术、牛膝、黄柏(盐炒)、薏苡仁组成。服用方法:口服,每次1袋,每天2次。适用于湿热下注所致的痹病,症见足膝红肿、筋骨疼痛。

(3)龙胆泻肝丸:主要作用是清肝胆、利湿热。由龙胆草、柴胡、黄芩、栀子(炒)、泽泻、木通、车前子(盐炒)、当归(酒炒)、地黄、炙甘草组成。服用方法:口服,每次 3~6g,每天 2 次。适用于肝胆湿热、头晕目赤、耳鸣耳聋、胁痛口苦、尿赤、湿热带下。

(4)加味香连丸:主要作用是清热祛湿、化滞止痛。由木香、黄连(姜炙)、黄芩、黄柏(酒炙)、白芍、当归、厚朴(姜炙)、枳壳(去瓤麸炒)、槟榔、延胡索(醋炙)、吴茱萸(甘草炙)、甘草(蜜炙)组成。服用方法:口服,每次 6g,每天 3 次。适用于大肠湿热所致的痢疾,症见大便脓血、腹痛下坠、里急后重。

(三)药膳调理

1.红豆薏苡仁老鸭汤

【组成】红豆 50g,薏苡仁 50g,老鸭 1000g。

【制作方法】红豆、薏苡仁淘洗干净,老鸭切块,一起放入锅中慢火煲 1h,调味后即可食用。

【适用体质及症状】湿热体质;疲乏湿困,水肿。

2.陈皮砂仁鲫鱼汤

【组成】陈皮 6g,砂仁 6g,鲫鱼 1 条。

【使用方法】陈皮洗净,砂仁打碎用布包好,与鲫鱼一起放入锅中慢火煲 1h,调味后即可食用。

【适用体质及症状】湿热体质;食欲不振,乳汁不足。

3.白玉猪小肚汤

【组成】白茅根 30g,玉米须 30g,红枣 6 枚,猪小肚 500g。

【使用方法】将猪小肚洗净切块,用盐、生粉拌擦,再冲洗干净。先放入开水锅煮 15min,取出在清水中冲洗。红枣去核后,与白茅根、玉米须一起洗净,用清水稍浸泡片刻,再与猪小肚一起放入锅内,大火烧开,文火慢炖 2h,可加入适量食盐和少量食用油。

【适用体质及症状】湿热体质;形体肥胖,肢体水肿,乳汁不下。

4.荷叶莲子乳鸽汤

【组成】干荷叶 15g,去心莲子 30g,红枣 6 枚,乳鸽 1 只。

【使用方法】将洗净的荷叶、莲子、鸽子放入汤煲里,倒入适量的清水,煲至微开时用勺子捞去外表的浮沫,调小火煲 50min。

【适用体质及症状】湿热体质;疲乏湿困,心烦寐差。

5.薏苡仁茯苓赤小豆粥

【组成】茯苓粉 20g,赤小豆 50g,薏苡仁 100g,小米 50g,白糖适量。

【使用方法】先将赤小豆浸泡半天,再与薏苡仁、小米共煮,赤小豆煮烂后,加茯苓粉再煮成粥,加白糖少许。

【适用体质及症状】湿热体质;腹胀便溏,食欲不振。

6.猪肝山药莲子芡实汤

【组成】猪肝 300g,山药 100g,莲子 15 枚,芡实 15g。

【使用方法】先将莲子和芡实加水泡 2h,山药和猪肝洗净、切丁,再将以上食料入锅加盖用大火煮开后转小火煮 30min。

【适用体质及症状】湿热体质;口干口苦,失眠多梦,食欲不振。

(四)针灸调理

在具有清热利湿作用的穴位中,最常用的是曲池、中极、水道、阴陵泉、行间。

(1)曲池:属于手阳明大肠经之合穴。位置:屈肘成直角,横纹尽头处即是;或屈肘,于尺泽与肱骨外上髁连线的中点处取穴。

【使用方法】毫针直刺 1～1.5 寸。

【适用体质及症状】湿热体质;腹胀腹痛,大便黏滞。

(2)中极:属任脉。位置:下腹部,前正中线上,当脐中下 4 寸。

【使用方法】毫针直刺 0.5～1 寸。

【适用体质及症状】湿热体质;产后恶露不止,外阴瘙痒,子宫脱垂,盆腔炎,尿潴留,尿失禁等。

(3)水道:属足阳明胃经。位置:下腹部,当脐中下 3 寸,距前正中线 2 寸。

【使用方法】毫针直刺 1～1.5 寸。

【适用体质及症状】湿热体质;小腹胀满,小便不利。

(4)阴陵泉:属足太阴脾经。位置:小腿内侧,胫骨内侧下缘与胫骨内侧缘之间的凹陷中。

【使用方法】毫针直刺 1~2 寸。

【适用体质及症状】湿热体质;腹胀,腹泻,肢体肿胀。

(5)行间:属足厥阴肝经。位置:第 1、第 2 趾间,趾蹼缘的后方赤白肉际处。

【使用方法】取毫针略向上斜刺 0.5~1 寸。

【适用体质及症状】湿热体质;目赤肿痛,头痛,胁肋胀痛,口干,口苦。

(五)推拿调理

(1)按揉曲池:用拇指或中指点揉,以有酸胀感为宜,逆时针方向,每次 2~5min,每天 2 次。

(2)按揉中极:仰卧位,用指端或手掌在穴上按揉,以有酸胀感为宜,每次 2~5min,每天 2 次。

(3)按揉水道:仰卧位,用拇指指腹点按 2~5min,每天 2 次。

(4)按揉阴陵泉:用食指、中指的指腹点按穴位,以酸、麻、胀感为宜,每次 2~5min,每天 2 次。

(5)按揉行间:用拇指指端掐按穴位,以有麻痛感为宜,每次 2~5min,每天 2 次。

(六)外治法调理

曲池刮痧疗法:穴位定位同前,用刮痧板以面刮法从上向下刮拭曲池 3~5min。适用于湿热体质,可缓解便秘、腹痛、头痛、发热、咽喉肿痛等。

(七)食物调理

湿热体质者在饮食上必须忌食辛辣刺激、忌大量进补、忌饮酒过度。可通过饮食调理体质。适宜湿热体质的食物如下。

(1)洋葱:具有和胃下气、化湿祛痰、解毒杀虫等功效,适用于胸闷脘痞、咳嗽痰多、小便不利等。

(2)菠菜:具有清热凉血、补血止血、通血脉、止渴、润肠通便、滋阴平肝、助消化的功效,适用于头疼、头昏目眩、目赤肿痛、肠胃功能失调、慢性便秘、痔疮等。

（3）冬瓜：具有清热利水、消肿解毒、生津除烦等功效,适用于暑热烦渴、水肿、小便不利等。

（4）芹菜：具有清肝热、养血、清胃热、通血脉、健齿润喉、明目清脑、润肤止咳的功效,适用于体内热盛、食欲不佳、疲倦无力等。

（5）玉米：具有调中开胃、降浊利尿等功效,适用于小便不利、食欲不振等。

（6）马齿苋：具有清热祛湿、散血消肿等功效,适用于急性肠炎、痢疾、尿血、小便热淋、黄疸、牙龈炎等。

（7）扁豆：具有健脾和中、消暑化湿等功效,适用于暑湿吐泻、脾虚呕吐、食少便溏、泄泻水肿、赤白带下等。

（8）薏苡仁：具有健脾渗湿、舒筋除痹、清热排脓、止泻的功效,适用于脾虚腹泻、肌肉酸痛、关节疼痛、水肿、脚气等。

（9）鲫鱼：具有健脾利湿的功效,适用于脾虚食少、虚弱乏力、消渴引饮、水肿、小便不利等。

（10）芥蓝：具有利水化痰、解毒祛风、消暑解热、解劳乏、清心明目等功效,能润肠、下虚火、止牙龈出血,适用于肠胃热重、熬夜失眠、虚火上升、牙龈肿胀出血。

（八）生活调理

（1）情志调护：压力的持续增加会导致机体气机郁滞而化热,水行不畅,故成湿热体质。劳逸结合、适当解压可缓解肝郁气滞,从而改善郁而化热的湿热体质。

（2）饮食：肥甘厚味、偏嗜烟酒及辛辣食物的过多摄入最易酿湿化热,形成湿热体质。调节体质需调整饮食,保持清淡饮食,多吃蔬菜,忌食肥甘厚味及辛辣刺激之品,忌烟酒。

（3）运动：运动的幅度主要由身体状况来决定。湿热体质的人适合多运动,只要身体情况允许,运动的强度可以适当大一点,比如中长跑、球类、登山等。夏天气温较高,要注意防暑降温,最好选择清晨或傍晚的时候运动。

三、注意事项

(1)居住环境:湿热体质之人本身湿气和火热两者就都偏重,因此保持居住环境干燥通风、凉爽舒适对改善湿热体质是有帮助的。

(2)控制情绪,规律作息:湿热体质的人易出现情绪急躁、睡眠质量较差、大便黏滞等问题。因此,产后尽量避免长时间焦躁过激,宜多听音乐或适当运动,劳逸结合。

第七节 痰 湿 体 质

一、主要表现

总体特征:痰湿凝聚,以形体肥胖、腹部肥满、口黏苔腻等痰湿表现为主要特征。形体特征:体形肥胖,腹部肥满松软。常见表现:面部皮肤油脂较多,多汗且黏,胸闷,痰多,口黏腻或甜,喜食肥甘甜黏,苔腻,脉滑。

二、中医调理

(一)辨证调理

痰湿之生,与肺、脾、肾三脏关系最为密切,故重点在于调补肺、脾、肾三脏。若因肺失宣降,津失输布,液聚生痰者,当宣肺化痰,方选二陈汤;若因脾不健运,湿聚成痰者,当健脾化痰,方选六君子汤或香砂六君子汤;若因肾虚不能制水,水泛为痰者,当温阳化痰,方选金匮肾气丸。

(二)成药调理

(1)二陈丸:主要作用是化湿痰、和脾胃。由陈皮、半夏、茯苓、甘草、生姜组成。服用方法:口服,每次 9～15g,每天 2 次。适用于一切痰饮病,如有咳嗽胀满、呕吐恶心、头眩心悸、中脘不快的症状。

（2）平胃丸：主要作用是燥湿健脾、宽胸消胀。由苍术、厚朴、陈皮、甘草、大枣、生姜组成。服用方法：口服，每次 1 袋，每天 2 次。适用于脾胃湿盛、不思饮食、脘腹胀满、恶心呕吐、吞酸嗳气。

（3）六君子丸：主要作用是益气健脾、燥湿化痰。由党参、白术、茯苓、半夏、陈皮、甘草组成。服用方法：口服，每次 1 袋，每天 2 次。适用于脾胃气虚兼痰湿、食少便溏、胸脘痞闷、呕逆。

（4）香砂六君丸：主要作用是益气健脾、行气化痰。由木香、砂仁、党参、白术、茯苓、炙甘草、陈皮、半夏、生姜、大枣组成。服用方法：口服，每次 6～9g，每天 2～3 次。适用于脾胃气虚、痰阻气滞、呕吐痞闷、不思饮食、脘腹胀痛、神疲倦怠、气虚肿满。

（三）药膳调理

1．山药冬瓜汤

【组成】山药 50g，冬瓜 150g。

【制作方法】山药、冬瓜置锅中慢火煲 30min，调味后即可食用。

【适用人群】痰湿体质者，尤其是单纯性肥胖者。

2．薏苡仁粥

【组成】薏苡仁 50g，粳米 60g，白糖适量。

【制作方法】薏苡仁、粳米同放锅中，武火煮沸后文火煮 2h，加入适量白糖调味即可。

【适用人群】痰湿体质或兼湿热体质者，尤其是伴有形体肥胖者。

3．赤小豆鲤鱼汤

【组成】鲤鱼 1 条，赤小豆 50g，陈皮 10g，辣椒 6g，草果 6g，料酒、生姜、葱段、胡椒、食盐适量。

【制作方法】鲤鱼去鳞、鳃、内脏，赤小豆、陈皮、辣椒、草果填入鱼腹，放入盆内，加适量料酒、生姜、葱段、胡椒以及食盐少许，上笼蒸熟即成。

【适用人群】痰湿体质且常感胸闷痰多、眩晕、水肿者。

4．昆布海藻排骨汤

【组成】昆布、海藻各 40g，猪排骨 500g，生姜 2～3 片，食盐、食用油适量。

【制作方法】昆布、海藻洗净,浸泡 30min;猪排骨洗净斩为小块,然后与生姜一起放进瓦煲内,加入清水 3000ml,先用武火煲沸,再改为文火煲 3.5h,调入适量食盐和少许食用油便可。

【适用人群】痰湿体质,尤其是血压有升高倾向、有眩晕症状者。

5.减肥茶

【组成】干荷叶 60g,山楂 10g,生薏苡仁 10g,橘皮 5g。

【制作方法】上药共制细末,混合,放入热水瓶中,用沸水冲泡即可。每天 1 剂,不拘时,代茶饮。

【适用人群】痰湿体质,尤其是肥胖、血脂偏高者。

6.荷叶粥

【组成】干荷叶 30g,粳米 60g。

【制作方法】干荷叶揉碎,与粳米同放入锅中,熬煮成粥。

【适用人群】痰湿体质,尤其是伴有血脂偏高倾向者。

7.鲫鱼豆腐汤

【组成】鲫鱼 250g,豆腐 250g,生姜 2 片,葱花、料酒、盐、食用油、淀粉等适量。

【制作方法】豆腐切薄片,沥干;鲫鱼去鳞和内脏,抹上料酒,用盐腌渍 10min;油锅加热,爆香姜片,将鱼两面煎黄后加水适量,文火煮约 25min,投入豆腐片,调味后用水淀粉勾薄芡并撒上葱花。

【适用人群】痰湿体质,尤其是面部容易水肿者。

(四)针灸调理

在具有化痰祛湿作用的穴位中,最常用的是丰隆、中脘、足三里、阴陵泉。

(1)丰隆:属足阳明胃经。位置:小腿前外侧,外踝尖上 8 寸,条口外 1 寸,距胫骨前缘 2 横指(中指)。简单取穴法:膝盖右下的凹陷点与外踝连线的中点即是。

【使用方法】毫针直刺 1～1.5 寸。

【适用人群】痰湿体质者。

(2)中脘:属任脉。位置:上腹部前正中线上,当脐中上 4 寸。取穴的时候,可采用仰卧姿势,胸骨下端和肚脐连接线中点即为此穴。

【使用方法】毫针直刺 0.5～1 寸。

【适用人群】痰湿体质中偏痰湿困脾者。

(3)足三里:属足阳明胃经之合穴,胃腑之下合穴。位置:小腿外侧,犊鼻下 3 寸。

【使用方法】毫针直刺 1～2 寸。

【适用人群】痰湿体质中偏脾虚,兼有虚劳、水肿、胃痛者。

(4)阴陵泉:属足太阴脾经之合穴。位置:小腿内侧,胫骨内侧下缘与胫骨内侧缘之间的凹陷中。

【使用方法】毫针直刺 1～2 寸。

【适用人群】痰湿体质中湿偏重,兼有腹胀、腹泻、水肿者。

(五)推拿调理

(1)按揉丰隆:每次 5min,每天 2 次,早晚各 1 次。由于这个穴位肌肉较为丰厚,按摩时可采用三指按揉法。用食指、中指、无名指的指腹按压穴位,中指用力,先按后揉,垂直向下按压至一定深度后使用揉法,用力要由轻到重,稳而持续,使刺激感觉充分到达机体深部组织,结束时逐渐减轻按压的力量,后重复动作。

(2)按揉中脘:揉中脘法即用指端或掌根在穴上揉 2～5min;按中脘法即用掌心或四指按摩中脘 5～10min。

(3)按揉足三里:按揉 2～3min,每天 1～2 次。

(4)按揉阴陵泉:按揉 2～3min,每天 1～2 次。

(六)外治法调理

下肢脾经刮痧法:用面刮法沿着下肢脾经血海向下刮,一直刮到大都,重点刮拭阴陵泉、地机、三阴交、公孙。适用于痰湿体质中脾虚湿重,兼有水肿、困重、便溏者。

(七)食物调理

痰湿体质者宜选用健脾助运、祛湿化痰的食物,少食肥、甜、油、黏(腻)的食物。吃饭不宜过饱,七分饱即可,忌暴饮暴食和进食速度过快。适合痰湿体质食用的食物如下。

(1)薏苡仁:具有利水、健脾、除痹、清热排脓的功效。健脾而不滋腻,适合痰湿体质者日常食用。

(2)鲤鱼:具有利水消肿、清热解毒的作用。《本草纲目》云:"鲤乃阴中之阳,其功长于利小便,故能消肿胀、黄疸、脚气、喘嗽、湿热之病。"适合痰湿体质者食用。

(3)扁豆:具有健脾化湿、利尿消肿等功效。《本草纲目》言:"硬壳白扁豆,其子充实,白而微黄,其气腥香,其性温平,得乎中和,脾之谷也。入太阴气分,通利三焦,能化清降浊,故专治中宫之病,消暑除湿而解毒也。其软壳及黑鹊色者,其性微凉,但可供食,亦调脾胃。"适合痰湿体质兼脘腹胀满者食用。

(4)赤小豆:具有除热毒、消胀满、利尿、补血等功效。《神农本草经》言其"下水肿,排痈肿脓血"。适合痰湿体质者食用。

(5)白萝卜:具有消食化积、清热化痰、下气宽中的功效。适合痰湿体质兼形体肥胖、痰多者食用。

(6)冬瓜:具有利水消肿、化痰降脂的作用。《神农本草经》谓其"久服,轻身耐劳"。适合痰湿体质兼眼睑水肿、形体肥胖者食用。

(7)紫菜:具有化痰软坚、清热利尿的功效,适合痰湿体质者食用。

(8)荷叶:具有清热除湿、利水通便、健脾益肝、养心安神的功效。适合痰湿体质伴血脂偏高者食用。

(八)生活调理

(1)精神调摄:由于痰湿内蕴,阻遏阳气,痰湿体质者易产生疲倦感。宜多参加活动,培养广泛的兴趣爱好。

(2)形体锻炼:痰湿体质者形体多肥胖,身重易倦。一切针对单纯性肥胖的运动都适合痰湿体质的人,如散步、慢跑、乒乓球、羽毛球、网球、游泳、武术等。痰湿体质的人要加强机体物质代谢过程,应当做较长时间的有氧运动,使疏松的皮肉逐渐变得结实、致密。

三、注意事项

(1)在阴雨季节要注意避免被湿邪侵袭,避免受寒淋雨,居住环境宜温暖干燥而不宜阴冷潮湿。

（2）应多进行户外活动,使身体功能活跃起来。鼓励痰湿体质的人多参加集体旅游、爬山等项目,增加户外运动量。平时还应定期检查血糖、血脂、血压。

第八节　气郁体质

一、主要表现

性格内向、敏感,对外界环境的适应力差,郁郁寡欢,容易急躁或伤心。身体症状表现有嗳气,呃逆,腹部胀满,两胁胀痛,不思饮食,食后胀甚,腹痛泄泻,女子月经不调,经行小腹胀痛,大便偏干,乳房胀痛,咽喉有异物感,烦躁多梦,夜寐欠安等。舌脉表现为苔黄,脉弦。

二、中医调理

(一)辨证调理

病位肝胆。主要因情志不调或痰湿积聚致气机不通、脏腑或经络功能障碍,治以理气、舒气为主。理气法多用于肝、胃两经,尤以肝郁多见。以疏肝解郁为主,可选逍遥散、四逆散、柴胡疏肝散等;以理气和胃为主,可选用温胆汤、二陈汤、保和丸、消导二陈汤等。

(二)成药调理

（1）逍遥丸:主要作用是疏肝理气。由甘草、当归、茯苓、白芍、白术、柴胡组成。服用方法:调服或煎服,口服。水丸:每次 6～9g,每天 1～2 次。大蜜丸:每次 1 丸,每天 2 次。适用于肝郁血虚脾弱证。临床应用以两胁作痛、头痛目眩、口燥咽干、神疲食少、月经不调、脉弦而虚为辨证要点。

（2）二陈丸:主要作用是理气和中兼燥湿化痰。由半夏、橘红,茯苓,甘草组成。服用方法:口服,每次 9～15g,每天 2 次。适用于咳嗽痰多、恶心呕吐、胸膈痞闷、肢体困重、头眩心悸。

(3)柴胡疏肝散:主要作用是疏肝理气、活血止痛。由陈皮、柴胡、川芎、香附、枳壳、芍药、甘草组成。服用方法:口服,每次 3～6g,每天 2 次。适用于肝气郁滞证,如有胁肋疼痛、胸闷、脘腹胀满等症状。

(4)半夏厚朴丸:主要作用是行气散结、降逆化痰。由半夏、茯苓、厚朴、生姜、紫苏叶组成。服用方法:口服,每次 30 粒,每天 2 次。适用于有咯吐不出、吞咽不下、胸膈满闷、或咳或呕等症状者。

(三)药膳调理

1.玫瑰金橘饮

【组成】玫瑰花瓣 6g,金橘饼半块。

【制作方法】玫瑰花瓣洗净晾干,与切碎的金橘饼一同放入有盖的杯中,用刚煮沸的水冲泡,拧紧杯盖,闷放 15min 即成。代茶饮。一般可冲泡 3～5 次,当天饮完,玫瑰花瓣、金橘饼也可一并嚼服。隔天泡服 1 剂。

【适用体质及症状】气郁体质;喜叹息,易动怒,郁郁不欢。

2.沙参佛手粥

【组成】沙参、山药、莲子、佛手各 20g,糖适量,粳米 50g。

【制作方法】山药切成小片,与莲子、沙参一起泡透后,再加入其他材料,加水煮沸后再用小火熬成粥。

【适用体质及症状】气郁体质;纳差、口苦咽干、不欲饮食。

3.猪肚白术汤

【组成】猪肚 1 具,炒白术 60g,煨姜 45g,胡椒 15g,精盐适量。

【制作方法】猪肚清洗干净,去油脂,放入沸水中焯后去水,晾干后备用;白术、煨姜、胡椒放入猪肚内,缝合猪肚,猪肚外以针刺小孔,放入锅中,加入清水,大火煮沸后,改用小火煮 2h,根据个人口味放入适量的精盐或者其他的调味品。最后捞出猪肚,切成块状,喝汤吃猪肚。

【适用体质及症状】气郁体质;急躁易怒,纳差,腹胀,反酸烧心。

(四)针灸调理

具有疏肝理气作用的穴位有上脘、中脘、下脘、太冲、中封。

（1）上脘：属任脉。位置：上腹部前正中线上，当脐中上 5 寸。

【使用方法】毫针直刺 1～1.5 寸。

【适用人群】气郁体质中偏胃脘气滞者。

（2）中脘：属任脉。位置：上腹部前正中线上，当脐中上 4 寸。

【使用方法】毫针直刺 0.5～1 寸。

【适用人群】气郁体质中偏中焦气滞者。

（3）下脘：属任脉。位置：上腹部前正中线上，当脐中上 2 寸。

【使用方法】毫针直刺 0.5～1 寸。

【适用人群】气郁体质中偏中焦气滞者。

（4）太冲：属足厥阴肝经。位置：足背第 1、第 2 跖骨间，跖骨结合部前方凹陷处。

【使用方法】直刺 0.5～0.8 寸。

【适用人群】气郁体质中偏肝郁气滞者。

（5）中封：属足厥阴肝经。位置：足背侧，当足内踝前，商丘穴与解溪穴连线之间，胫骨前肌腱的内侧凹陷处。

【使用方法】直刺 0.5～0.8 寸。

【适用人群】气郁体质中偏肝郁气滞者。

（五）推拿调理

（1）揉上脘：用指端或掌根在穴上揉 2～5min，或者用掌心或四指按摩上脘 5～10min。

（2）揉中脘：用指端或掌根在穴上揉 2～5min，或者用掌心或四指按摩中脘 5～10min。

（3）揉下脘：用指端或掌根在穴上揉 2～5min，或者用掌心或四指按摩下脘 5～10min。

（4）揉太冲：可以采用点按法，也可以采用中指或拇指揉法。

（5）揉中封：可以采用点按法，也可以采用中指或拇指揉法。

（六）外治法调理

中封刮痧疗法：用刮痧板采取面刮法从上向下刮拭中封 3～5min。适用于气郁体质，可缓解两胁作痛、头痛目眩、口燥咽干、神疲食少、月经不调等。

(七)食物调理

(1)白萝卜:其顺气的功效是众所周知的。住过院的人应该知道,医生希望做完手术的人排气,就会让其喝白萝卜汤,这是因为白萝卜理气的效果特别好。有些人在吃白萝卜时习惯把白萝卜皮削掉,其实白萝卜皮的营养很丰富,而且还可入药,比如白萝卜皮煮水饮用有很好的止咳效果。所以,吃白萝卜时最好连皮一起吃。

(2)橘子:中医认为,橘子具有顺气、止咳、健胃、化痰、疏肝理气等多种功效。橘子几乎全身都是宝,其皮、核、络、叶都是地道的药材。橘皮经过炮制后就成为陈皮,是理气最常用的药材之一。橘核有散结、止痛的功效,可用来治疗睾丸肿痛、乳腺炎性肿痛等。就连橘络也是可以入药的,有通络化痰、顺气活血之功效。所以大家吃橘子时最好不要把橘络扯下来,应将其连着橘瓣一起吃掉。

(3)香菜:《本草纲目》言其"辛温香窜,内通心脾,外达四肢,能辟一切不正之气"。

(4)莲藕:鲜藕及莲子含有大量的糖类和丰富的钙、磷、铁,还含有多种维生素及蛋白质。生藕有消瘀凉血、清热止渴、开胃的作用。熟藕则具有通气、健脾和胃、养心安神的作用。

(八)生活调理

(1)情志调护:忧思郁怒、精神苦闷是导致气血郁结的原因。气郁体质者性格多内向,缺乏与外界的沟通,情志不达时精神便处于抑郁状态。所以,气郁体质者的养生法重在心理和精神调养。可通过以下方式进行精神调摄:①多参加社会活动、集体文娱活动;②常看喜剧及富有鼓励和激励意义的电影、电视,勿看悲剧;③多听轻快、明朗、激越的音乐,以提高情志;④多读积极的、富有乐趣的、展现美好生活前景的书籍,以培养开朗、豁达的性格;⑤不计较得失,胸襟开阔,知足常乐。

(2)环境调摄:肝气郁结者的居室应保持安静,禁止喧哗,光线宜暗,避免强烈的光线刺激。注意劳逸结合,早睡早起,保证有充足的睡眠时间。

（3）饮食调养：适补肝血，戒烟酒。气郁体质者宜多吃行气的食物，如佛手、橙子、香橼、荞麦、韭菜、大蒜、高粱、豌豆等，以及一些活气的食物，如桃仁、油菜等。

（4）经络调养：气郁体质者可针灸（须由针灸医师操作）任脉、心包经、肝经、胆经、膀胱经。

三、注意事项

（1）饮食节制：少吃油腻食物、甜品，以保持良好的消化功能。更为重要的是要养成良好的生活习惯及健康的生活方式。应戒烟限酒、忌食甘肥辛辣的食物，多吃清肝泻热的食物，如苦瓜、绿豆、芹菜、白菜、黄花菜、油菜、丝瓜、李子、青梅、山楂等。

（2）调畅情志：生活中要注意与别人互动交流，找到自己的爱好和特长，保持生活规律及心情开朗。

第九节 血瘀体质

一、主要表现

总体特征：血行不畅，以面色晦暗、舌质紫黯等血瘀表现为主要特征。形体特征：胖瘦均见。常见表现：色素沉着，容易出现瘀斑，口唇黯淡，舌黯或有瘀点，舌下络脉紫黯或增粗，脉涩。

二、中医调理

（一）辨证调理

血瘀体质者产后常见恶露不净，瘀血内停，肢体与关节酸痛、麻木，小腹疼痛拒按等。可选用血府逐瘀汤。

（二）成药调理

（1）血府逐瘀丸：主要作用是活血化瘀、行气止痛。由桃仁、红花、当归、生地黄、牛膝、川芎、桔梗、赤芍、枳壳、甘草、柴胡组成。服用方法：口服，每次1～2丸，每天2次，空腹用红糖水送服。适用于瘀血内阻、气机郁滞。

（2）桂枝茯苓丸：主要作用是活血、化瘀、消癥块。由赤芍、茯苓、桂枝、牡丹皮、桃仁组成。服用方法：口服，每次9丸，每天1～2次。适用于血瘀经闭、行经腹痛、产后恶露不尽。

（三）药膳调理

1.山楂红糖汤

【组成】山楂10枚，红糖20g。

【制作方法】山楂冲洗干净，去核打碎，放入锅中，加清水煮约20min，调以红糖进食。

【适用体质】血瘀体质。

2.黑豆川芎粥

【组成】川芎10g，黑豆50g，大米250g。

【制作方法】川芎、黑豆、大米用清水适量熬煮成粥。

【适用体质】血瘀体质。

3.红花三七炖老母鸡

【组成】老母鸡1000g，三七10g，红花6g，陈皮9g，少量米酒。

【制作方法】将上述食材置于砂锅，文火炖煮40～60min，去药渣，食用鸡肉并饮用汤汁。

【适用体质】血瘀体质。

（四）针刺调理

在具有活血化瘀作用的穴位中，最常用的是膈俞、血海、地机、合谷、太冲。

（1）膈俞：属足太阳膀胱经。位置：背部第7胸椎棘突下，正中线旁开1.5寸处。

【使用方法】毫针斜刺0.5～1寸。

【适用体质及症状】血瘀体质；颜面黑斑，唇黯，舌黯瘀斑等。

（2）血海：属足太阴脾经。位置：大腿内侧，髌底内侧端上 2 寸，当股四头肌内侧头的隆起处。

【使用方法】毫针斜刺 1～1.5 寸。

【适用体质及症状】血瘀体质；产后血瘀、血虚，经少色暗等。

（3）地机：属足太阴脾经。位置：阴陵泉穴下 3 寸。取穴方法：正坐或仰卧位，在阴陵泉穴直下 3 寸，当阴陵泉穴与三阴交穴的连线上，胫骨内侧面后缘处取穴。

【使用方法】毫针斜刺 1～1.5 寸。

【适用体质及症状】血瘀体质；产后血瘀，痛经，月经色暗等。

（4）合谷：属手阳明大肠经原穴。位置：手背，第 1、第 2 掌骨间，当第 2 掌骨桡侧的中点处。

【使用方法】毫针斜刺 0.5～1 寸。

【适用体质及症状】血瘀体质；产后血瘀，关节痛，经少不畅等。

（5）太冲：属足厥阴肝经。位置：足背第 1、第 2 跖骨间，跖骨结合部前方凹陷处。

【使用方法】毫针斜刺 1～1.5 寸。

【适用体质及症状】血瘀体质；产后血瘀、气滞等。

（五）推拿调理

（1）按揉期门：用拇指或中指端按揉，以有酸胀感、能耐受为佳，每次 5～10min。

（2）按揉血海：用拇指端按揉，以有酸胀感、能耐受为佳，每次 5～10min。

（3）按揉合谷：用拇指端按揉，以有酸胀感、能耐受为佳，每次 5～10min。

（4）按揉太冲：用拇指端按揉，以有酸胀感、能耐受为佳，每次 5～10min。

（六）食物调理

宜选用具有调畅气血作用的食物，如山楂、醋、玫瑰花、桃仁、黑豆、油菜等。少食收涩、寒凉、冰冻之物，如乌梅、柿子、石榴、苦瓜等；少食高

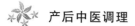

脂肪、高胆固醇、油腻之物,如蛋黄、虾、猪头肉、猪脑、奶酪等。女性月经期间慎用活血类食物。

（七）生活调理

(1)起居调摄:居室宜温暖舒适。不宜在阴暗、寒冷的环境中长期工作和生活。衣着宜宽松,注意保暖,保持大便通畅。宜在阳光充足的时候进行户外活动。

(2)运动保健:宜进行有助于促进气血运行的运动项目,并持之以恒。如步行或练习八段锦。避免在封闭环境中锻炼。锻炼强度视身体情况而定,不宜进行高强度、高负荷运动,以防意外。

三、注意事项

(1)血瘀体质产妇产后易出现产后恶露不净、身痛等症状,应保证产妇居住环境温暖。

(2)预防血栓性疾病的发生,鼓励产妇产后多运动,晒太阳。同时在饮食上少食收涩、寒凉、冰冻及高脂肪、高胆固醇、油腻食物。

第十节　特禀体质

一、主要表现

总体特征:多有过敏反应,有的即使不感冒也经常打喷嚏、流鼻涕。常见表现:容易患哮喘,容易对药物、食物、气味、花粉过敏,有的皮肤容易起荨麻疹,舌质淡苔白,脉细或细数。

二、中医调理

（一）辨证调理

特禀体质之生,与肺、脾、肾三脏关系最为密切,故重点在于调补肺、脾、肾三脏。治疗以补益肺气、健脾益气、温肾纳气为主,方选补中益气汤。若因肺气虚弱而卫表不固、皮肤起风团者,当益气固表、养血祛风,方选王琦教授的脱敏调体方。

(二)成药调理

玉屏风散:主要作用是益气固表。由黄芪、炒白术、防风组成。服用方法:口服,每次 9～15g,每天 2 次。适用于特禀体质之卫表气虚者,症见流清涕、怕风、出汗等。

(三)药膳调理

1.固表粥

【组成】乌梅 15g,黄芪 20g,当归 12g,粳米 100g,冰糖适量。

【制作方法】乌梅、黄芪、当归放到砂锅加水煎开,再用小火慢煎成浓汁,取出再加水,放入粳米,加冰糖,煮成粥趁热食用。

【适用人群】特禀体质,尤其是卫表不固、怕风者。

2.小麦山药汤

【组成】浮小麦 30g,山药 30g,糖适量。

【制作方法】浮小麦、山药同煎取汁,加糖调味即可。

【适用人群】特禀体质,尤其是卫表不固、脾气虚弱、易出汗者。

3.黄芪灵芝炖瘦肉

【组成】黄芪 60g,灵芝 15g,瘦肉 100g,生姜 1 块,盐适量。

【制作方法】先把黄芪和灵芝在水中泡 30min,瘦肉洗净切小块,放入泡黄芪、灵芝的水中,再放入生姜,加适量盐,大火隔水蒸 3h 即可。

【适用人群】特禀体质,尤其是气虚、卫表不固、免疫力低者。

(四)针灸调理

特禀体质人群易过敏,多表现在胃肠道和皮肤上,故在经络养生过程中要遵循益气固表、养血消风的原则,在经络选择上以手阳明大肠经和手太阴肺经为主。可予针刺上星、印堂、足三里、肺俞、脾俞、肾俞等。

(1)上星:属督脉。位置:头部,当前发际正中直上 1 寸。

【使用方法】毫针直刺 1～1.5 寸。

【适用人群】特禀体质兼有流清涕、头晕者。

(2)印堂:属督脉。位置:前额部,当两眉头间连线与前正中线之交点处。仰靠或仰卧位取穴。

【使用方法】毫针直刺 0.5～1 寸。

【适用人群】特禀体质兼有流清涕者。

(3)足三里:属足阳明胃经之合穴,胃腑之下合穴。位置:小腿外侧,犊鼻下 3 寸。

【使用方法】毫针直刺 1～2 寸。

【适用人群】特禀体质者。

(4)肺俞:属足太阳膀胱经,肺之背俞穴。位置:第 3 胸椎棘突旁开 1.5 寸。

【使用方法】斜刺 0.5～0.8 寸。

【适用人群】特禀体质兼有肺系疾病者。

(5)脾俞:属足太阳膀胱经,脾之背俞穴。位置:第 11 胸椎棘突旁开 1.5 寸。

【使用方法】斜刺 0.5～0.8 寸。

【适用人群】特禀体质者。

(6)肾俞:属足太阳膀胱经,肾之背俞穴。位置:第 2 腰椎棘突旁开 1.5 寸。

【使用方法】直刺 1～1.5 寸。

【适用人群】特禀体质者。

(五)推拿调理

(1)按揉上星:每次 5min,每天 2 次,早晚各 1 次。由于这个穴位肌肉较为丰厚,按摩时采用三指按揉法。用食指、中指、无名指的指腹按压穴位,中指用力,先按后揉,垂直向下按压至一定深度后使用揉法,用力要由轻到重,稳而持续,使刺激感觉充分到达机体深部组织,结束时逐渐减轻按压的力量,后重复动作。

(2)按揉印堂:用拇指或中指端按揉,以有酸胀感、能耐受为佳,每次 5min,每天 2 次,早晚各 1 次。

(3)按揉足三里:每次 2～3min,每天 1～2 次。由于这个穴位肌肉较为丰厚,按摩时采用三指按揉法。用食指、中指、无名指的指腹按压穴位,中指用力,先按后揉,垂直向下按压至一定深度后使用揉法,用力要由轻到重,稳而持续,使刺激感觉充分到达机体深部组织,结束时逐渐减轻按压的力量,后重复动作。

(4)按揉肺俞:每次 2～3min,每天 1～2 次。

(5)按揉脾俞:每次 2～3min,每天 1～2 次。

(6)按揉肾俞:每次 2～3min,每天 1～2 次。

(六)外治法调理

脾俞、肾俞刮痧疗法:用刮痧板采取面刮法从上向下刮拭脾俞、肾俞 3～5min。适用于特禀体质者。

(七)食物调理

饮食应当清淡、均衡、粗细搭配适当、荤素搭配合理,多吃一些益气固表的食物,如山药等。可以适当多吃谷类如糯米、燕麦等,蔬菜如菠菜、胡萝卜等,干果如红枣等,营养品如燕窝等,水产品如泥鳅等。少食荞麦、蚕豆、白扁豆、牛肉、鲤鱼、虾、蟹、茄子、酒、辣椒、浓茶、咖啡等辛辣之品及腥膻发物的食物。忌生冷、辛辣、肥甘油腻及各种发物。适合特禀体质食用的食物如下。

(1)山药:具有益气养阴、补脾肺肾、固精止带的功效。尤其适合有脾虚食少、倦怠乏力、便溏泄泻、肺虚喘咳、肾虚遗精、带下尿频、内热消渴等症状的人食用。

(2)菠菜:具有养血止血、平肝润燥的作用。《本草纲目》言其"通血脉,开胸膈,下气调中,止渴润燥",适合特禀体质者食用。

(3)胡萝卜:具有下气补中、利胸膈胃肠、安五脏等功效。《本草纲目》言其"下气补中,利胸膈肠胃,安五脏,令人健食,有益无损",适合特禀体质且体质虚弱者食用。

(4)燕麦:具有益肝和胃、止汗的作用。燕麦中含有蛋白质、脂肪,赖氨酸含量和热量均高于其他作物,还含有丰富的亚油酸和皂苷,长期食用可降低胆固醇含量、减少胆固醇在心血管中的积累,对于预防老年高血压、高血脂、糖尿病等有很大的作用。燕麦还具有治疗便秘、补钙、减少体重等作用。适合特禀体质虚汗多者食用。

（5）红枣：具有健脾益胃、补养气血、养血安神的作用。适合特禀体质气血虚弱者食用。

（6）泥鳅：具有补中益气、益肾暖脾、祛湿止泻、止虚汗的作用。适合特禀体质虚汗多者食用。

（八）生活调理

特禀体质者经常出现过敏反应,过敏反应是一种慢性疾病,症状反复发生,在这个过程中,人的心态会发生很大的变化,可能会出现一些情绪或者性格上的变化。所以特禀体质者在精神方面的养生同样尤为重要。对于特禀体质者来说,通过运动锻炼增强体质是一种疗养的好方法。根据不同的症状与特征进行有针对性的运动锻炼,逐渐改善体质。特禀体质者要避免在春天或季节交替时长时间在野外活动。

三、注意事项

特禀体质者应注重生活中细微方面,饮食有节,不可过服寒凉之品,平时需注意保暖,多晒太阳。

第七章　产后病症调理

第一节　产后血晕

产妇分娩后突然头晕眼花、不能起坐,或心胸满闷、恶心呕吐,或痰涌气急,甚则神昏口噤、不省人事,称为"产后血晕"。本病相当于西医学产后出血引起的虚脱、休克。若救治不及时,往往危及产妇生命,或因气血虚衰而变生他疾。

一、诊断要点

(1)病史:产妇既往患有严重的贫血、血小板减少症、凝血功能障碍,或产时软产道裂伤、产后宫缩乏力、胎盘剥离不全、胎盘剥离后滞留、胎盘嵌顿、胎盘植入或胎膜残留等。

(2)主要症状:产妇新产之后数小时内突然头晕目眩,不能起坐,甚则昏迷,不省人事。

(3)产科检查:了解胎膜、胎盘是否完整,检查子宫收缩情况,有无软产道损伤等征象,观察阴道流血量。

(4)辅助检查:血常规、血小板计数、凝血酶原时间、纤维蛋白原等有关凝血功能,以及 B 超、心电图、心脏功能检测、肾脏功能检测、血压测量等。

二、中医调理

(一)辨证调理

产后血晕属危急重症,应高度重视,如发生休克,应及时抗休克,采取西医急救措施,同时可结合中医特点辅助治疗,如针刺印堂、人中、涌泉等穴,静脉给予参麦注射液、参附注射液推注或点滴等。待病情稳定后,可采取中医辨证施治进行调理,促进身体康复。

产后血晕主要有血虚气脱和血瘀气逆两种证型。

1.血虚气脱证

1)主要表现

新产出血过多,突然昏晕,面色苍白,心悸胸闷,甚则昏不知人,眼闭口开,四肢冰冷,冷汗淋漓,舌淡,苔少,脉微欲绝或浮大而虚。

2)调理方法

(1)益气固脱:急性发作时应益气固脱,用参附汤(《校注妇人良方》),由人参 10~30g、附子 10~30g 组成。将人参、附子同煮 1h,取汁 150ml,根据病情顿服或分两次服。神志昏迷、难以口服药物者可行鼻饲。方中人参大补元气、固脱生津,附子温里散寒、回阳救逆。若阴道下血不止,可加姜炭 10g、黑芥穗 10g 以增强止血之力。

(2)回阳救逆:出现神昏、肢冷、冷汗淋漓等阳气欲脱的症状时,用扶阳救脱汤(《中医妇科治疗学》),由高丽参 3g、附子 15g(先熬)、黄芪 12g、浮小麦 24g、煅乌贼骨 30g 组成。以水 300ml,煎至 150ml,取汁去滓,根据病情顿服或分两次服。神志昏迷、难以口服药物者可行鼻饲。

(3)益气养血:心清神醒之后应大补气血,方用加味当归补血汤(《医理真传》)加减。原方由黄芪 30g、当归 20g、鹿茸 10g、麦芽 10g、炮姜 10g、炙甘草 6g、葱白 9g、甜酒少许组成,现去葱白、甜酒,加人参、熟地黄,以水 300ml,煎至 150ml,取汁去滓,早晚分两次温服。

2.血瘀气逆证

1)主要表现

产后恶露不下,或下也甚少;小腹疼痛拒按,甚则心下满闷;气粗喘促,恶心呕吐,神昏口噤,不省人事,两手握拳,面色青紫,唇舌紫黯,脉涩有力。

2)调理方法

(1)活血逐瘀:方用夺命散(《妇人大全良方》),由没药 10g、血竭 5g、当归 15g、川芎 15g、桃仁 12g、山楂 10g、益母草 15g、荆芥 10g、石菖蒲

12g组成。以水300ml,煎至150ml,取汁去滓,早晚分两次温服。方中没药、血竭可活血理气、逐瘀止痛,当归、川芎可增强活血行瘀之力。

(2)祛瘀通腑:若血瘀里实,症见大便燥结、腹满胀痛、神昏谵语者,宜祛瘀通腑,方用牡丹散(《三因极一病证方论》),由牡丹皮3g、大黄12g、芒硝9g、冬瓜子30g、桃仁9g组成。以水300ml,煎至150ml,取汁去滓,早晚分两次温服。方中大黄、桃仁、牡丹皮可活血行瘀,芒硝可软坚散结,与大黄配伍能通腑;冬瓜子能清利湿热排脓。

(二)药膳调理

(1)人参五味大枣汤:人参、五味子各10g,大枣10枚。以水煎煮,取药汁加入适量红糖,温服,每天1剂。适用于血虚气脱证。

(2)桃仁粥:取桃仁15g,粳米50g。先将桃仁捣烂,加入适量的水浸泡,去渣,留取汁液,然后将粳米煮粥,等到粥半熟时加入桃仁汁液和少许的红糖,炖至粥熟即可。每天晨起吃1次。适用于血瘀气逆证。

(三)针灸调理

(1)体针:针刺印堂、人中、涌泉等穴。

(2)耳针:针刺神门、交感、子宫及肝、心、肾上腺等穴。

上述针刺适用于紧急施救,毫针予以强刺激,间歇行针或留针至神清。

(四)推拿调理

在产后2h内应严密监测产妇状况,每隔20min检查宫底高度。给予宫底按压与子宫按摩可及时排出宫腔积血、刺激子宫收缩、减少出血。

(五)食物调理

产后应注意固护脾胃,饮食应由简单到复杂,逐渐加量,可从粥开始进食。产后饮食味道宜清淡,不宜饮酒。产后饮食宜温,不宜过寒过热。勿食水果、凉茶、冷水、冷物。

三、注意事项

(1)做好孕期保健和产前检查。对于有可能发生产后大出血的孕妇,应严格把好产前检查关,择期住院待产;对胎盘早剥者应尽早处理,避免发生凝血功能障碍。

(2)提高助产技术。认真检查胎盘、胎膜是否完整,有无残留。如发现软产道损伤等体征,应及时处理。

(3)注意子宫收缩及阴道出血情况,同时观察血压、脉搏及全身情况。

(4)一旦发生产后出血量多,须迅速查明引起出血的原因,及时纠正失血引起的低血容量。

(5)分娩过程中和分娩后应注意保暖,避免情绪激动,合理饮食,保证必要的营养。

(6)产后血晕救治后要注意调理,应辨证进行针对性治疗。如气血虚弱者应益气养血,瘀血内停者应活血化瘀。

第二节 产后痉病

产褥期间突然发生四肢抽搐、项背强直,甚则口噤不开、角弓反张者,称为"产后痉病"。本病血虚证相当于西医学的产后抽搐,感染邪毒证相当于西医学的产后破伤风。后者病情变化迅速,若治不及时,常可危及产妇生命。

一、诊断要点

(1)病史:素体血虚阴亏,产时或产后失血过多,或有接生不慎、护理不洁、产创感染等情况发生。

(2)主要症状:产后四肢抽搐、项背强直,甚则牙关紧闭、角弓反张。

(3)产科检查:阴道流血量多,软产道损伤。

(4)辅助检查:血常规、血钙、细菌培养等。

二、中医调理

(一)辨证调理

一旦抽搐发作,应先控制病情,选用解痉、镇静药物。同时可结合中医特点辅助治疗,如针刺疗法,取长强、鸠尾、阳陵泉、人中、颊车、筋缩、合谷、百会等穴,采取强刺激手法。

产后痉病,首辨虚实,分清是血虚还是邪毒感染所致。属血虚者,治宜养血熄风;属邪毒感染者,治宜解毒镇痉。

1. 阴血不足证

(1)主要表现:产后出血过多,突然头项强直,四肢抽搐,牙关紧闭,面色苍白,舌淡红,苔少或无苔,脉细无力。

(2)调理方法:育阴养血、柔肝熄风。方用三甲复脉汤(《温病条辨》)加减。原方由炙甘草6g、干地黄15g、白芍15g、阿胶12g、麦门冬15g、生牡蛎20g、生鳖甲20g、生龟板25g、天麻10g、钩藤12g组成,另加天麻、钩藤。以水300ml,煎至150ml,取汁温服,若阴道出血不止,酌加党参20g、黄芪18g以益气摄血,再加山茱萸15g以敛阴止血;汗出过多者,酌加浮小麦15g、山茱萸9g、麻黄根6g以敛汗防脱。

2. 感染邪毒证

(1)主要表现:产后头项强痛,发热恶寒,牙关紧闭,口角抽动,面呈苦笑,继而项背强直,角弓反张,舌正常,苔薄白,脉浮而弦。

(2)调理方法:解毒镇痉、理血祛风。方用五虎追风散(《史传恩家传方》),由蝉衣4g、天南星8g、天麻8g、全蝎2条、僵蚕7条组成。以水300ml,煎至150ml,取汁温服。轻者,方用止痉散(经验方),由全蝎2条、蜈蚣1条组成,以豆淋酒送服,其效更佳。若邪毒内传攻心,病势笃重,如伴有高热不退、抽搐频繁发作,应急以中西医结合抢救。

(二)针灸调理

针刺长强、鸠尾、阳陵泉、人中、颊车、筋缩、合谷、百会等穴。上述针刺适用于紧急施救,采取强刺激手法。

三、注意事项

（1）提高产科手术质量，减少分娩过程中的出血量。

（2）在接生过程中，严格执行无菌操作，防止产时感染。

（3）免疫接种破伤风类病毒是预防产后破伤风的最佳方法。

第三节　产后血崩

分娩后阴道突然大量出血，称为"产后血崩"，可见于西医学中的产后出血。

一、诊断要点

（1）病史：有血小板减少症，凝血功能障碍，多胎或巨大胎儿，产时软产道裂伤，产后宫缩乏力，胎盘剥离不全，胎盘剥离后滞留，胎盘嵌顿，胎盘植入或残留等。

（2）主要症状：新产后阴道突然大量出血，特别是产后 24h 内出血量达到 500ml 以上。

（3）产科检查：检查胎盘、胎膜是否完整；检查子宫收缩情况，有无子宫收缩不良，检查软产道有无损伤等。

（4）辅助检查：血常规及血小板计数、凝血功能、B 超等。

二、中医调理

（一）辨证调理

产后血崩属危急重症，若救治不及时，可引起休克，甚至危及产妇的生命，应及时采取西医急救措施，必要时应手术治疗。若软产道损伤，应及时缝合止血。病情稳定后，可采取中医辨证施治进行调理，促进身体康复。

产后血崩主要有气虚证、血瘀证和产伤证。

1. 气虚证

1）主要表现

产后小腹隐隐作痛,喜按喜揉;恶露量少,色淡;头晕目眩,心悸怔忡,大便秘结,气短懒言,肢冷汗出,面色苍白,舌淡红,苔薄白,脉细弱。

2）调理方法

（1）益气固脱:急性发作时应益气固脱,用独参汤(《十药全书》),由单味药人参 20～30g 组成。以水 300 ml,煎至 150ml,取汁温服。若神志昏迷,难以服药,可行鼻饲。若阴道下血不止,可加姜炭 10g、荆芥穗 10g。

（2）回阳救逆:出现神昏、肢冷、冷汗淋漓等阳气欲脱的症状时应回阳救逆,用参附汤(《校注妇人良方》),由人参 10～30g、附子 10～30g 组成。将人参、附子同煮 1h,取汁 150ml,根据病情顿服或分两次服,必要时行鼻饲。

（3）补气固冲,摄血止崩:病情稳定后要补气固冲、摄血止崩、调理善后,用升举大补汤(《傅青主女科》),由黄芪 30g、白术 9g、陈皮 9g、人参 9g、炙甘草 9g、升麻 3g、当归 10g、熟地黄 12g、麦冬 10g、川芎 3g、白芷 5g、荆芥穗 3g、地榆炭 20g、乌贼骨 12g 组成。以水 300ml,煎至 150ml,取汁去滓,早晚分两次温服。

2. 血瘀证

（1）主要表现:新产后,阴道突然大量出血,夹有血块,小腹疼痛拒按,血块下后腹痛减轻,舌紫黯或有瘀点瘀斑,脉沉涩。

（2）调理方法:化瘀止血,理血归经。方用化瘀止崩汤(《中医妇科学》),由炒蒲黄 10g、五灵脂 10g、益母草 30g、南沙参 10g、当归 10g、川芎 10g、三七粉 5g 组成。以水 300ml,煎至 150ml,取汁去滓,早晚分两次温服。

3. 产伤证

（1）主要表现:新产后阴道突然大量出血,血色鲜红,持续不止;软产道有裂伤;面色苍白;舌淡,苔薄,脉细数。

（2）调理方法:益气养血,生肌固经。方用牡蛎散(《证治准绳》),由

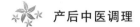
煅牡蛎 30g、川芎 10g、熟地黄 12g、茯苓 12g、龙骨 15g（先煎）、续断 12g、当归 10g、炒艾叶 12g、人参 9g、五味子 6g、地榆 12g、甘草 10g 组成。以水 300ml，煎至 150ml，取汁去滓，早晚分两次温服。

（二）成药调理

病情稳定后，可服用新生化颗粒。每袋 6g，每次 2 袋，每天 2～3 次，热水冲服。

（三）药膳调理

（1）红糖桃仁粳米粥：由桃仁 35g、粳米 100g、红糖 50g 组成。将桃仁和粳米放入锅中，加水适量，煮至米烂汁稠时离火，放入红糖搅化调味，即可饮用。适用于瘀血内阻所致的产后出血者，可化瘀止血、养血益胃。

（2）田七红枣炖鸡：鸡肉 200g、田七 5g、红枣 8 枚、生姜 3 片、精盐少许。将鸡肉去皮，与红枣、田七、生姜一同放入锅内，加入适量清水，以大火隔水炖 2h，加入少许精盐调味，即可趁热饮用。

（四）推拿调理

在产后 2h 内应严密监测产妇状况，每隔 20min 检查宫底高度，给予宫底按压与子宫按摩可及时排出宫腔积血、刺激子宫收缩、减少出血。

（五）食物调理

产后须注意固护脾胃，饮食应由简单到复杂，逐渐加量，可从粥开始进食。产后饮食味道宜清淡，不宜饮酒。产后饮食宜温，不宜过寒过热。勿食水果、凉茶、冷水、冷物。

三、注意事项

（1）做好孕期保健和产前检查，对于有可能发生产后大出血的孕妇，择期住院待产。

（2）产后注意子宫收缩和阴道出血情况，观察血压、脉搏及全身情况，发生产后出血量多时应尽快查明原因，及时进行针对性治疗。

（3）分娩过程中和分娩后应注意保暖，避免情绪激动，正确饮食，保证营养。

（4）产后出血救治后要注意调理，采用辨证施治方法，如气血虚弱者应益气养血，瘀血内留者应活血化瘀，有产伤者宜生肌固经。

（5）尽早使产妇接触婴儿，增强母婴沟通；使婴儿尽早吸吮，促进产妇泌乳。通过泌乳调节产妇内分泌与激素，刺激子宫收缩，减少产后出血。

第四节　产后发热

产褥期内出现发热持续不退或突然高热寒战，并伴有其他症状者，称为"产后发热"。本病感染邪毒证型相当于西医学的产褥感染，为重症，可危及产妇的生命，应予重视。

一、诊断要点

（1）病史：妊娠晚期不节房事，产程不顺（难产、滞产），接生不慎，产创护理不洁，产后失血过多，产后不禁房事，当风感寒，冒暑受热，或有情志不遂史。

（2）主要症状：产褥期内尤以新产后出现发热。表现为持续发热，或突然寒战高热，或发热恶寒，或乍寒乍热，或低热缠绵。若产后24h之后至10d内出现体温超过38℃，大多数情况下表示有产褥感染。除发热之外，常伴有恶露异常和小腹疼痛，尤其是恶露异常。

（3）产科检查：可见软产道损伤、局部红肿化脓、盆腔呈炎性改变、恶露秽臭。

（4）实验室检查：血液化验白细胞总数及中性粒细胞比例，检查宫腔分泌物的培养或血培养以确定掺入感染的病原菌，并行药敏试验。

（5）辅助检查：可进行B超、CT、磁共振等检查，为盆腔炎性包块、盆腔脓肿、盆腔积液、静脉血栓的诊断提供依据。

二、中医调理

(一)辨证调理

产后发热有虚有实,其证各异。在注意多虚多瘀的基础上,治疗应以调和营卫为主。感染邪毒者,其证危笃,变化多端,必要时行中西医结合治疗。

1.感染邪毒证

(1)主要表现:产后发热恶寒或高热寒战;腹疼痛拒按;恶露初时量多,继则量少,色紫黯,或如败脓,气臭秽;心烦不宁,口渴喜饮;小便短赤,大便燥结;舌红,苔黄而干,脉数有力。

(2)调理方法:方用解毒活血汤(《医林改错》)加金银花、黄芩。药物组成:连翘15g、葛根15g、柴胡10g、枳壳10g、当归10g、赤芍10g、生地黄15g、红花5g、桃仁8g、甘草5g、金银花8g、黄芩8g。如寒热往来者,加柴胡10g、黄芩10g以和解少阳;若高热汗出、心烦不安、斑疹隐隐、舌红绛、苔少或花剥、脉弦细数,此为热入营分,治宜清营解毒、散瘀泻热,方用清营汤,由玄参10g、麦冬10g、生地黄10g、金银花8g、连翘8g、竹叶心8g、丹参10g、黄连3g组成。若壮热不退、神昏谵语,可配以安宫牛黄丸(《温病条辨》)或紫雪丹(《太平惠民和剂局方》)或清开灵口服液。

2.外感证

(1)主要表现:产后发热恶寒,头痛身疼,鼻塞流涕,咳嗽,苔薄白,脉浮紧。

(2)调理方法:方用荆防四物汤(《医宗金鉴》),由荆芥10g、防风10g、川芎10g、当归10g、白芍10g、生地黄10g组成,另加紫苏叶。若为感冒风热,症见发热微恶风寒、头痛身疼、咽喉肿痛、口渴欲饮、咳嗽、痰黄、苔薄黄、脉浮数,治宜辛凉解表,方用银翘散(《温病条辨》)。药物组成:金银花10g、连翘10g、竹叶10g、荆芥穗10g、薄荷8g、牛蒡子8g、桔梗10g、淡豆豉8g、甘草6g、芦根8g。若为外感暑热,症见身热多汗、口渴心烦、倦怠乏力、舌红少津、脉虚数,治宜清暑益气、养阴生津,方用清暑益气汤(《温热经纬》)。药物组成:西洋参10g、石斛10g、麦冬10g、黄连 8g、竹叶 8g、荷梗 8g、知母 10g、甘草 8g、粳米 8g。

3.血虚证

(1)主要表现:产后失血过多,身有微热,头晕眼花,心悸少寐;恶露或多或少,色淡质稀;小腹绵绵作痛,喜按;舌淡红,脉细弱。

(2)调理方法:方用加减一阴煎(《景岳全书》),由生地黄 10g、白芍 10g、麦冬 10g、熟地黄 10g、知母 10g、地骨皮 10g、甘草 8g 组成,另加白薇。方中熟地黄、白芍、麦冬滋阴养血,生地黄、地骨皮、知母、白薇滋阴清热凉血,甘草和中。全方共奏滋阴养血清热之效。若血虚阴亏,症见午后热甚、两颧红赤、口渴喜饮、小便短黄、大便秘结、舌嫩红、脉细数,治宜滋阴养血清热。

4.血瘀证

(1)主要表现:产后乍寒乍热;恶露不下,或下亦甚少,色紫黯有块;小腹疼痛拒按;舌紫黯,或有瘀点瘀斑;脉弦涩有力。

(2)调理方法:方用血府逐瘀汤。药物组成:桃仁 10g、红花 10g、当归 10g、生地黄 10g、牛膝 10g、川芎 10g、桔梗 8g、赤芍 8g、枳壳 8g、甘草 6g、柴胡 10g。

(二)成药调理

1.小柴胡颗粒

主要作用:解表散热、疏肝和胃。用于治疗寒热往来、胸胁苦满、心烦喜吐、口苦咽干。服用方法:开水冲服,每次 2～4g,每天 3 次。适用于外感证。

2.清开灵口服液

主要作用:清热解毒、镇静安神。服用方法:口服,每次 20～30ml,每天 2 次。主治外感风热时毒、火毒内盛所致的高热不退、烦躁不安、咽喉肿痛,如上呼吸道感染、病毒性感冒、急性化脓性扁桃体炎、急性咽炎、急性气管炎、高热等。

(三)药膳调理

(1)麦门冬粥:麦门冬去心后取 10g,温水浸泡片刻,再取大枣 2 枚、冰糖适量、大米 50g,一同放入锅后加水如常法煮粥,煮至麦门冬烂熟、粥稠即可。每天 2 次温热服食。适用于产后血虚发热者。

(2)山药粥：山药 60g，去皮为糊；大米 60g，加水如常法煮粥；山药糊加入粥中搅匀即可食用。适用于产后发热血虚者。

(四)针灸调理

(1)温针（以单手法、1.5 寸毫针进针为例）：取大椎、照海、合谷、肺俞、曲池各穴，取一次性 1.5 寸无菌针灸针以右手持针单手进针，针刺入穴位得气（施针者感到针下紧致，患者感到酸、胀、重、麻、冷、热、电传、蚁行感）后，于针柄处放置 1cm 长的艾炷并固定，用注射器吸取少量 95% 乙醇打在艾炷近皮肤侧上，每个艾炷旁注射的 95% 乙醇量以 1～2 滴为宜，并于针根的皮肤处放置隔热纸片以防艾炷过热造成烫伤，用火把蘸取少量 95% 乙醇的艾炷点燃，吹灭明火或待明火自行熄灭，艾炷完全燃尽为一壮，待艾炷燃烧殆尽后或艾灰欲掉落时用镊子刮下艾灰，更换新的艾炷继续灸治，治疗结束后嘱患者平卧休息片刻，无特殊不适后再行离开。每次治疗每穴灸 3～5 壮为宜，根据病情必要时可灸至 20 壮。

(2)耳针：取耳部特定的对应于子宫、卵巢、外生殖器、神门的各穴区，以棉签蘸取 75% 乙醇拭净耳郭皮肤，再用消毒干棉球擦干。用止血钳将粘有耳豆的小方胶置于各穴区，并调整粘紧。贴好后将拇指和食指指腹分别轻放于耳贴所在耳郭的正面和背面，感受耳豆的位置，轻柔、适度地按压，直至耳郭发热。每天以合适的力度按压 3～5 次，每次按压 1～2min，以达到对穴位的持续刺激，耳贴贴合度保持良好者可 3～7d 后再更换。

(五)穴位放血

放血疗法具有通经活络、开窍泻热、消肿止痛等作用。针刺前，在预定针刺部位上下用左手拇指和食指向针刺处推按，使血液积聚于针刺部位。用 75% 乙醇消毒针刺部位。针刺时左手拇指、食指、中指三指固定被刺部位，右手持针，用拇指、食指两指捏住针柄，中指指腹紧靠针身下端，针尖露出 1～2 分，对准已消毒的部位，刺入 0.5～1 分，随即将针迅速退出。轻轻挤压针孔周围，使出血少许（根据辨证结果确定放血多寡）。然后用消毒干棉球按压针孔。常用穴位：耳尖、大椎、少商、商阳等穴。

（六）灌肠疗法

处方：丹参 30g，鸡血藤 30g，桃仁、红花、三棱、莪术各 20g，五灵脂 15g，蒲黄 15g，红藤、金银花、败酱草各 25g。用法：浓煎至 100ml，保留灌肠，每天 1 次。

（七）药罐疗法

药罐疗法是以中药浸煮过的竹罐（或木罐）吸拔于相应的穴位来治疗疾病的方法。准备好治疗盘、竹罐、镊子、毛巾、中药（用纱布包好）、煮锅，置中药包于锅内，加水煮沸，将数个竹罐投入锅中煮5～10min，然后用镊子夹住竹罐底端将竹罐取出（罐口朝下），甩出罐中的水。用折叠数层的冷毛巾紧扪罐口（降低温度，以免烫伤），趁热急速将罐扣在应拔部位。一次可拔 10 余罐。常用穴位：大椎，督脉、膀胱经背部走行区域，必要时临证选取。

三、注意事项

（1）产后居室要常开窗，让空气流通，避免与有呼吸道感染的人接触。在处理恶露时要注意清洁，尤其注意私处等局部的清洁。多卧床休息，注意保暖。

（2）产后增加每天的喝水量，勤排尿。每次排尿时要将尿排净。清淡饮食，不可过度进食油腻食物。

（3）产后保持充足的睡眠和良好的心态，按时哺乳，防止乳汁淤积。

第五节　产后恶露不绝

产后血性恶露持续 10d 以上仍淋漓不尽者，称为"产后恶露不绝"，又称"产后恶露不尽""产后恶露不止"。西医学中因产后子宫复旧不全、胎盘胎膜残留、子宫内膜炎所致的晚期产后出血及中期妊娠引产、人工流产、药物流产后表现为恶露不尽的，均可参照本病辨证治疗。

一、诊断要点

（1）病史：体质素弱，产时感邪、操作不洁，产程过长，胎盘胎膜残留，产后子宫复旧不良等。

（2）主要症状：产后血性恶露逾 10d 仍淋漓不止，有恶臭味；神疲懒言，气短乏力，小腹空坠，小腹疼痛拒按。出血多时可合并贫血，严重者可昏厥。

（3）产科检查：子宫复旧不良者，子宫较同期正常产褥子宫大而软，或伴压痛；胎盘残留者，有时可见胎盘组织堵塞于宫颈口处。

（4）辅助检查：血常规检查有贫血或炎性改变；超声检查或可发现宫腔内有残留物。

二、辨证调理

产后恶露不绝中医辨证分型主要有气虚、血热、血瘀等证型。

1. 气虚证

【使用指征】①产后恶露过期不止，量多，色淡红，质稀，无臭味；②面色白，精神倦怠，四肢无力，气短懒言，小腹空坠；③舌淡，苔薄白，脉缓弱。

【使用方剂】补中益气汤加减。

【药物组成】人参 5g，黄芪 15g，甘草 6g，当归 12g，陈皮 6g，升麻 6g，柴胡 6g，白术 15g。

【药物加减】若症见恶露过期不止、腰膝酸软、头晕耳鸣，此乃肝肾不足，酌加菟丝子 12g、金樱子 12g、续断 12g、巴戟天 12g 以补肝肾、固冲任。

【使用方法】每次取上药配方颗粒半量溶于 200ml 沸水中，搅拌均匀即可温服，每天 2 次，空腹为宜。

【使用注意】人参 5g 可用党参 15g 代替。

2. 血热证

【使用指征】①产后恶露过期不止，量较多，色鲜红，质黏稠；②口燥咽干，面色潮红；③舌红苔少，脉细数无力。

【使用方剂】保阴煎加减。

【药物组成】生地黄 12g，熟地黄 10g，白芍 12g，黄芩 6g，黄柏 6g，山药 15g，续断 15g，甘草 6g。

【药物加减】若兼乳房、少腹胀痛，心烦易怒，恶露夹血块，口苦咽干，脉弦数，此属肝郁血热之证，治宜疏肝解郁、清热止血，方用丹栀逍遥散加生地黄 12g，旱莲草 12g，茜草 10g。

【使用方法】每次取上药配方颗粒半量溶于 200ml 沸水中，搅拌均匀即可温服，每天 2 次，饭后半小时口服为宜。

3.血瘀证

【使用指征】①产后恶露过期不止，淋漓量少或突然量多，色暗有块，或伴小腹疼痛拒按，块下痛减；②舌紫黯、有瘀点，苔薄，脉弦涩。

【使用方剂】生化汤加减。

【药物组成】当归 12g，川芎 6g，桃仁 10g，炮姜 6g，炙甘草 3g。

【药物加减】若兼口干咽燥、舌红、脉弦数，酌加地榆、黄柏以清热止血；若气虚明显、小腹空坠，加党参 15g，黄芪 15g 以补气摄血；若瘀久化热、恶露臭秽、口干咽燥，加紫草 10g、马齿苋 10g、蒲公英 12g 以清热化瘀；若胞衣残留，视具体情况可行清宫术，并配合中西药物治疗。

【使用方法】每次取上药配方颗粒半量溶于 200ml 沸水中，搅拌均匀即可温服，每天 2 次，饭后半小时口服为宜。

第六节　产后腹痛

产后腹痛是指产妇在产褥期发生的与分娩或产褥有关的小腹疼痛，又称"儿枕痛""儿枕腹痛""产后腹中痛"等。孕妇分娩后，由于子宫的缩复作用，小腹呈阵阵作痛，于产后 1～2d 出现，持续 2～3d 自然消失，属生理现象，一般不需要治疗。若腹痛阵阵加剧，难以忍受，或腹痛绵绵，疼痛不已，影响产妇的康复，则为病态，应予以治疗。西医学的产后宫缩痛及产褥感染引起的腹痛可参照本病辨证治疗。

一、诊断要点

（1）病史：难产、胎膜早破、产后出血等。好发于经产妇。

（2）主要症状：产后 1 周小腹疼痛仍不消失；产后小腹疼痛不足 1 周，但阵发性疼痛加剧，伴有恶露异常。

（3）检查：①体格检查有无子宫复旧不全；②产科检查注意恶露的量、色、质、气味有无异常；有无伤口感染；宫颈口有无组织物嵌顿；盆腔有无触痛包块。

（4）辅助检查：①血液检查，必要时行血常规检查、分泌物培养，排除产褥感染的可能；②B 超检查，了解子宫复旧情况。

二、中医调理

（一）辨证调理

根据腹痛性质和程度、恶露性状及伴随症状以辨虚实。一般实痛拒按，虚痛喜按。

补血化瘀，调畅气血。虚者补而调之，实者通而调之。促使气充血畅、胞脉流通，则腹痛自除。根据产后多虚多瘀的特点，药贵平和，补虚不可碍实，泻实不可伤正，忌用攻下破血之品。

1.气血两虚证

（1）主要表现：产后小腹隐隐作痛，数日不止，喜按喜揉；恶露量少，色淡红，质稀无块；面色苍白，头晕眼花，心悸怔忡；大便干结；舌质淡，苔薄白，脉细弱。

（2）调理方法：方用肠宁汤（《傅青主女科》），由当归、熟地黄、阿胶、人参、山药、续断、麦冬、肉桂、甘草组成。主治产后血虚肠燥之少腹痛。方中当归补血和营、活血行滞，既补虚又止痛；熟地黄、阿胶滋阴养血，以助当归补养阴血而调理冲任；麦冬养阴润燥；人参、山药、甘草补气健脾，以资阴血之生化；续断补肾养肝、强壮腰膝；肉桂温通血脉、散寒止痛。诸药合用，共奏补益气血、温行止痛之效，使血气旺盛、冲任得养，则诸症可除。若血虚津亏、便秘较重，去肉桂，加肉苁蓉、火麻仁以润肠滋液通便;若腹痛兼有下坠感,为血虚兼气不足,加黄芪、白术以益气升提;若腹痛喜热熨,加吴茱萸、艾叶、小茴香、炮姜以温阳行气、暖宫止痛。

2.瘀滞胞宫证

(1)主要表现:产后小腹疼痛,拒按,得热痛缓;恶露量少,涩滞不畅,色暗有块,块下痛减;面色青白,胸胁胀痛;舌质紫黯,苔薄,脉沉紧或弦涩。

(2)调理方法:生化汤(《傅青主女科》),由当归、川芎、桃仁、炮姜、炙甘草组成,另加乌药、延胡索、川楝子。若小腹冷痛、绞痛较甚,酌加小茴香、吴茱萸以增温经散寒之功;若瘀滞较甚、恶露血块多、血块出痛减,加五灵脂、炒蒲黄、延胡索以增强化瘀止痛之效;若小腹胀痛,加香附、乌药、枳壳以理气行滞;若伴胸胁胀痛,加郁金、柴胡以疏肝、理气、止痛;若伴气短乏力、神疲肢倦,加黄芪、党参以益气补虚。对于由瘀滞胞宫证所致的产后腹痛,可借助 B 超观察是否有胎盘、胎衣残留。若有胎盘、胎衣残留,伴血性恶露延长、出血量多或量少而腹痛剧烈,服上方未效者,可行清宫术,刮出物送病检,以明确诊断。术后给予生化汤加减以补虚化瘀、预防感染。

3.寒凝血瘀证

(1)主要表现:产后小腹冷痛,得热痛减,不喜揉按;恶露量少,色暗有块;面色青白,四肢不温;舌质黯淡,苔白,脉沉紧。

(2)调理方法:少腹逐瘀汤。

(二)成药调理

(1)产泰口服液。每次 20ml,每天 3 次,温开水送服。

(2)补血益母颗粒。每次 12g,每天 2 次,开水冲服。

(3)生化丸。每次 9g,每天 3 次,温开水送服。

(三)针灸调理

取穴关元、气海、三阴交、合谷。血虚加足三里,用补法;血瘀加归来、血海,用泻法。

三、注意事项

（1）产后腹痛与产褥期的气血运行不畅有关，根据产后多虚多瘀的特点，治疗以补虚化瘀为主。同时应消除恐惧，避免精神紧张，注意保暖，切忌饮冷受寒。

（2）产后腹痛为产后常见病，经积极治疗后大多能痊愈。若失治、误治，瘀血日久而成瘀热；或瘀血不去，新血不生，血不归经，可致产后恶露淋漓不尽，应引起重视。

第七节　产后身痛

产妇在产褥期内出现肢体及关节酸痛、麻木等，称为"产后身痛"，亦称"产后关节痛""产后遍身疼痛""产后痹证""产后痛风"，俗称"产后风"。西医学中的产褥期因风湿、类风湿引起的关节痛、产后坐骨神经痛、多发性肌炎等病可参照本病辨证治疗。

一、诊断要点

（1）病史：产时、产后失血过多，产褥期汗出过多，当风感寒，居处环境潮湿阴冷，有痹证史。

（2）主要症状：产褥期间出现肢体关节酸楚、疼痛、麻木、重着，甚至肿胀，活动不利；痛处游走不定，或关节刺痛，或腰腿疼痛；面色不华，神疲乏力，恶露量少色暗，小腹疼痛拒按，恶风怕凉等。

（3）体格检查：可见关节活动度降低或关节肿胀，病久不愈者可见肌肉萎缩、关节变形。

（4）辅助检查：血常规、血钙、红细胞沉降率、类风湿因子等检查，抗O试验。

二、中医调理

(一)辨证调理

本病以内伤气血为主,兼风、寒、湿、瘀,临床表现往往本虚标实,治疗当以养血益气补肾为主,兼活血通络、祛风止痛。养血应佐以理气通络之品以标本同治,祛邪当配养血补虚之药以助祛邪而不伤正。本病与一般痹证不同,因产后气血俱虚,虽夹外感,也应以调理气血为主。

1. 血虚证

(1)主要表现:产后遍身酸痛,肢体麻木,关节酸楚,面色萎黄,头晕心悸,舌淡,苔薄白,脉细无力。

(2)调理方法:黄芪桂枝五物汤(《金匮要略》),由黄芪、桂枝、白芍、生姜、大枣组成,另加秦艽、当归、丹参、鸡血藤。方中黄芪益气固表、补益卫气,为君药。桂枝温通血脉,白芍养血补血,共为臣药。生姜温阳散寒;大枣益气补中、化生气血,并调和诸药;秦艽祛风湿、舒筋络;当归、丹参养血活血;鸡血藤补血、活血、通络,共为佐、使药。全方共奏益气和营、温经通痹之功。若关节疼痛较重兼有外邪,可加威灵仙、羌活、独活以疏风活络止痛;若以上肢疼痛为主,加桑枝以宣络止痛;若下肢疼痛,加怀牛膝以补肝肾、强筋骨、引药下行。

2. 血瘀证

(1)主要表现:产后遍身疼痛,关节刺痛,屈伸不利,按之痛甚;恶露量少色暗;小腹疼痛拒按;舌紫黯,苔薄白,脉弦涩。

(2)调理方法:身痛逐瘀汤(《医林改错》),由川芎、桃仁、秦艽、红花、甘草、羌活、没药、当归、香附、五灵脂、牛膝、地龙组成,另加毛冬青、忍冬藤、益母草、木瓜。方中当归、川芎养血和血,为君药。桃仁、红花、五灵脂、没药活血逐瘀,为臣药。香附行气,使气行则血行;秦艽、羌活、地龙祛风胜湿、通络止痛;牛膝强筋壮骨;毛冬青、忍冬藤、益母草、木瓜活血通络,共为佐药。甘草调和诸药,为使药。全方共奏养血活血、化瘀祛湿之功。若痛处不温,加姜黄、桂枝以温经散寒止痛;若小腹疼痛拒按,加炮姜以温经通络、化瘀止痛。

3.外感证

(1)主要表现:产后遍身疼痛,项背不舒,关节不利;痛处游走不定,冷痛剧烈;恶风畏寒,关节肿胀,肢体麻木;舌淡,苔薄白,脉浮紧。

(2)调理方法:独活寄生汤(《备急千金要方》),由独活、桑寄生、细辛、肉桂、防风、秦艽、杜仲、怀牛膝、当归、白芍、干地黄、川芎、人参、茯苓、甘草组成。方中独活辛苦微温,善祛下焦与筋骨间之风寒湿邪;桑寄生补肝肾、强筋骨、祛风湿、止痹痛,合为君药。细辛、肉桂辛温散寒、温经止痛;防风、秦艽祛风胜湿、舒利关节;杜仲、怀牛膝补肝肾、强筋骨,共为臣药。当归、白芍、干地黄、川芎养血活血;人参、茯苓、甘草补气健脾、扶助正气,均为佐药。甘草调和诸药,又为使药。综合全方,祛邪扶正,标本兼顾。若关节疼痛恶风、游走不定,加羌活以祛风通络;若关节麻木明显,酌加苍术、木瓜以除湿;若关节疼痛、活动不利,加青风藤、伸筋草、络石藤以宣络止痛。

4.肾虚证

(1)主要表现:产后腰膝、足跟疼痛,艰于俯仰,头晕耳鸣,夜尿多,舌淡黯,苔薄,脉沉细弦。

(2)调理方法:养荣壮肾汤(《叶氏女科证治》),由当归、川芎、独活、肉桂、防风、杜仲、续断、桑寄生、生姜组成,另加熟地黄、秦艽、山茱萸。方中杜仲、续断、桑寄生补肾强腰、壮筋骨,共为君药。防风、独活祛风湿而止痛;山茱萸、熟地黄补益肝肾,共为臣药。秦艽祛风湿、舒筋络;肉桂、生姜温经散寒;当归、川芎养血活血止痛,共为佐药。全方可补肾填精、强腰壮骨止痛。

(二)成药调理

(1)益母草冲剂。每次1～2包,每天2次,温水送服。适用于血瘀者。

(2)金鸡虎补丸。每次6g,每天2次,温水送服。适用于气虚血亏、肾精不足者。

(3)安络解痛片。每次3～5片,每天3次,温水送服。适用于血滞经脉者。

（4）黄芪注射液。每次 4ml,每天 2 次,肌肉注射。适用于气血虚损、产后身痛者。

（5）人参再造丸。每次 3g,每天 2 次,能益气补血、舒筋活络,调治产后身痛。

（三）针灸调理

肾虚证取脾俞、膈俞、阴陵泉、足三里等穴;血瘀证取膈俞、血海、气海等穴;外感证取风池、曲池、膈俞、阴陵泉等穴。

三、注意事项

（1）产后身痛与痹证相似,但病在产后,与产褥期密切相关;也有因产后发热余邪未净,后遗而来。故本病与痹证同中有异,症状延续至产褥期以后,当属痹证论治。本病病因各异,但总因产后失血过多、气血虚弱而不能濡养经脉,故治疗应以养血为主,纵有外感也不可峻投风药,只宜稍佐宣络之品。临证大多以补益气血、兼祛外邪进行调治。

（2）若及时治疗,预后佳。如果失治、误治,日久不愈,正气愈虚,经脉气血瘀阻愈甚,转虚实夹杂之证,可致关节肿胀不消、屈伸不利、僵硬变形,甚则肌肉萎缩、筋脉拘急而成痿痹残疾。

第八节　产后乳痛

产后乳痛是产科常见病,多因乳房内血液、体液及乳汁淤积而成,主要表现为胀痛不能触摸、皮肤紧绷、局部有硬结、乳汁不畅及乳头变短,甚至出现全身不适、发热等症状,若不及时治疗易引发乳痛或者回乳,使部分产妇因此丧失母乳喂养信心而放弃母乳喂养。

一、诊断要点

（1）病史:产后乳汁淤积或乳房未得到充分吸吮。

（2）主要症状:乳房逐渐胀实、变硬,进而出现胀痛和沉重感。

（3）体格检查:乳房逐渐变硬;皮肤紧绷、触之疼痛;乳房局部有硬结,乳头短缩;皮肤温度正常或略有升高。

（4）辅助检查:血常规检查结果正常或轻度升高,乳房彩超无乳腺炎积脓之征象。

二、辨证调理

产后乳痛中医辨证分型主要有脉络瘀阻证和痰气凝结证。

1. 脉络瘀阻证

【使用指征】①产后乳房胀满作痛,乳汁不通或行而不畅;②乳房虽胀但乳汁较少;③面黄纳少,精神抑郁;④舌质淡,舌苔薄,脉细弱。

【使用方剂】通肝生乳汤(《傅青主女科》)。

【药物组成】白术、当归、白芍、麦冬各 15g,通草、柴胡、远志各 3g,熟地黄 0.9g,甘草 0.9g。

【药物加减】若乳房胀痛且局部微红,加醋延胡索 15g,蒲公英、赤芍各 20g,夏枯草 15g;若乳房红肿热痛,并伴有恶寒发热,加丹参、没药各 15g,乳香 10g。

【使用方法】每次取上药配方颗粒半量溶于 200ml 沸水中,搅拌均匀即可温服。每天 2 次,饭后半小时服用。

2. 痰气凝结证

【使用指征】①产后乳房胀满作痛,乳汁不通或行而不畅;②睡眠差;③舌质黯,舌苔薄,脉细弱。

【使用方剂】散结通乳方。

【药物组成】柴胡、天花粉、漏芦、木通、王不留行、当归各 15g。

【使用方法】每次取上药配方颗粒半量溶于 200ml 沸水中,搅拌均匀即可温服。每天 2 次,饭后半小时服用。

第九节 产后乳痈

产后乳痈是发生于乳房的最常见的急性化脓性疾病。临床以乳房结块、红肿灼热疼痛、溃破后脓水稠厚、恶寒发热等炎性反应为特点。好发于产后一个半月以内的哺乳妇女,尤以初产妇多见。本病多因产后乳汁淤积或乳头破损,细菌沿淋巴管、乳管侵入乳房,继发感染而成。致病菌多为金黄色葡萄球菌,其次为白色葡萄球菌和大肠杆菌。

一、诊断要点

(1)病史:有乳汁淤积、感受外邪、肝郁胃热等相关病史。好发于产后一个半月以内的哺乳妇女,尤以初产妇多见。

(2)主要症状:①初起时常有乳头皲裂,哺乳时乳头刺痛,伴有乳汁排泄不畅或结块,乳房局部肿胀疼痛,皮色不红或微红,皮肤不热或微热,或伴有全身不适、恶寒发热、食欲不振;②成脓后乳房肿块逐渐增大,局部疼痛加重,或伴有鸡啄样疼痛,皮肤焮红灼热,同侧腋窝淋巴结肿大压痛,病情进一步发展,肿块中央渐渐变软,按之应指有波动感,全身症状加剧,壮热不退,口渴欲饮,小便短赤;③溃后脓肿成熟,可溃破出脓,需行手术切开排脓。若脓出通畅,则肿消痛减、寒热渐退、疮口逐渐愈合。若溃后脓出不畅、肿势不减、疼痛不减、身热不退,可能形成袋脓或脓液波及其他乳络形成传囊乳痈。亦有溃后乳汁从疮口溢出,久治不愈,形成乳漏者。

(3)体格检查:患侧腋下可有臖核,肿大,触之疼痛。

(4)辅助检查:血白细胞总数及中性粒细胞可有增高;B超有助于确定肿块性质及脓肿的位置、大小;脓液细菌培养基药敏试验有助于确定致病菌种类,指导选择抗生素。

二、辨证调理

产后乳痈中医辨证分型主要有气滞热壅证、热毒炽盛证和正虚毒恋证。

1.气滞热壅证

【使用指征】①乳汁淤积结块,乳房皮色不变或微红、肿胀疼痛;②伴有恶寒发热,周身酸楚,口渴,便秘;③舌质红,舌苔薄,脉数。

【使用方剂】瓜蒌牛蒡汤(《医宗金鉴》)。

【药物组成】瓜蒌仁12g,牛蒡子、花粉、黄芩、生栀子、连翘、皂角刺、金银花各9g,陈皮、生甘草、青皮、柴胡各3g。

【药物加减】若乳汁壅滞,加王不留行、路路通、漏芦各9g;若肿块明显,加当归12g,赤芍、川芎各9g;若偏气郁,加金铃子、合欢皮各9g,炒枳壳6g;若偏热盛,加生石膏24g,生地黄15g。

【使用方法】每次取上药配方颗粒半量溶于200ml沸水中,搅拌均匀即可温服。每天2次,饭后半小时服用。

2.热毒炽盛证

【使用指征】①乳房肿痛加剧,皮肤焮红灼热,肿块变软,有应指感;②溃后脓出不畅,红肿热痛不消,身热不退,有"传囊"现象;③舌质红,舌苔黄腻,脉洪数。

【使用方剂】透脓散(《外科正宗》)。

【药物组成】生黄芪12g,炒山甲3g,川芎9g,皂角刺5g,当归6g。

【药物加减】若热甚,加生石膏24g、知母6g、金银花9g、蒲公英6g;若口渴甚,加天花粉12g、鲜芦根9g。

【使用方法】每次取上药配方颗粒半量溶于200ml沸水中,搅拌均匀即可温服。每天2次,饭后半小时服用。

3.正虚毒恋证

【使用指征】①溃后乳房肿痛虽轻,但疮口脓水不断,脓汁清稀,愈合缓慢或形成乳漏;②全身乏力,面色少华,低热不退,饮食减少;③舌质淡,舌苔薄,脉弱无力。

【使用方剂】托里消毒散(《外科正宗》)。

【药物组成】人参、黄芪、当归各6g,川芎、白芍、白芷、白术、茯苓、金银花、皂角刺、甘草、桔梗各3g。

【使用方法】每次取上药配方颗粒半量溶于200ml沸水中,搅拌均匀即可温服。每天 2 次,饭后半小时服用。

4.外用药物

金黄散,由大黄、黄柏、姜黄、白芷、南星、陈皮、苍术、厚朴、甘草、天花粉组成。共研细末,以香油调匀成膏,外敷,适用于乳痈初起。

第十节　产后自汗

产后自汗是指产后出现涔涔汗出,汗出不止,动则尤甚等症状。多见于西医学的自主神经功能紊乱。若产妇仅出汗稍多于平时,尤以进餐、活动或睡眠时为著,数日自退,无伴见症,乃产后多虚、营卫不调所致,可在数天后营卫自调而缓解,不属本病。

一、诊断要点

(1)病史:多有结核、贫血等慢性病史。注意询问患者平素体质状况。

(2)主要症状:以产后出汗量过多和持续时间长为特点,白昼汗多,动则益甚。

二、辨证调理

产后自汗中医辨证分型主要有气虚自汗证、气虚湿阻证和营卫不和证。

1.气虚自汗证

【使用指征】①产后汗出过多,不能自止,动则加剧;②时有恶风身冷,气短懒言,面色㿠白,倦怠乏力;③舌质淡,苔薄白,脉细弱。

【使用方剂】黄芪汤(《济阴纲目》)加减。

【药物组成】黄芪、当归、芍药各 4.5g,人参、陈皮各 1.5g,熟地黄、煅牡蛎、白茯苓、麦冬、白术、炙甘草、大枣各 3g。

【使用方法】每次取上药配方颗粒半量溶于 200ml 沸水中,搅拌均匀即可温服。每天 2 次,饭后半小时服用。

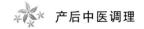

2.气虚湿阻证

【使用指征】①产后汗出过多,不能自止,动则加剧;②面色苍白,倦怠乏力,口干不欲饮,大便黏滞不爽;③舌淡,苔白厚或微黄厚腻。

【使用方剂】黄芪苍术小麦汤。

【药物组成】生黄芪 30g,防风、白术、苍术、浮小麦、益母草、炮姜各 15g,薏苡仁、藿香、佩兰各 20g,甘草 6g。

【使用方法】每次取上药配方颗粒半量溶于 200ml 沸水中,搅拌均匀即可温服。每天 2 次,饭后半小时服用。

3.营卫不和证

【使用指征】①产后汗出过多,不能自止,动则加剧;②可伴恶风易感,倦怠乏力;③舌质淡,苔薄白,脉弱。

【使用方剂】加味大补黄芪汤。

【药物组成】生黄芪 30g,白术、党参、山茱萸、熟地黄、茯苓、肉苁蓉、枸杞子、五味子、浮小麦各 15g,防风、当归、川芎、桂枝、白芍各 10g,煅牡蛎 30g。

【药物加减】若肢节酸楚,加桑寄生、鸡血藤各 15g 以强筋通络;若乳汁不行,加木通 6g、穿山甲 10g、王不留行 15g 以通络催乳;若恶露不绝,加阿胶、艾叶炭各 10g 以养血止血。

【使用方法】每次取上药配方颗粒半量溶于 200ml 沸水中,搅拌均匀即可温服。每天 2 次,饭后半小时服用。

第十一节 产后盗汗

产后盗汗是指寐中汗出湿衣,醒来即止。多见于西医学的自主神经功能紊乱。

一、诊断要点

(1)病史:多有结核、贫血等慢性病史。注意询问患者平素体质状况。

（2）主要症状：产后出汗量过多，持续时间长；睡中汗出，醒来即止。

（3）辅助检查：盗汗疑有肺结核者，应进行肺部 X 线检查。

二、辨证调理

产后盗汗中医辨证分型主要有阴虚盗汗证和心血不足证。

1. 阴虚盗汗证

【使用指征】①产后睡中汗出，甚则湿透衣衫，醒后即止；②面色潮红，头晕耳鸣，口燥咽干，渴不思饮，五心烦热，腰膝酸软；③舌质红，苔少，脉细数。

【使用方剂】生脉散（《医学启源》）加减。

【药物组成】人参 9g，麦冬、五味子、煅牡蛎、浮小麦、山茱萸各 6g。

【药物加减】若口燥咽干，加石斛、玉竹各 6g 以生津滋液；若五心烦热，加白薇、栀子各 6g 以清热除烦。

【使用方法】每次取上药配方颗粒半量溶于 200ml 沸水中，搅拌均匀即可温服。每天 2 次，饭后半小时服用。

【使用注意】阴虚有热者，方中人参可用西洋参代替。

2. 心血不足证

【使用指征】①产后睡中汗出，甚则湿透衣衫，醒后即止；②产后血虚，心血不足，心失所养，心液不藏而外泄，面色苍白，头晕耳鸣，口渴咽干，心悸；③舌质红，苔少，脉细弱。

【使用方剂】当归六黄汤（《兰室秘藏》）。

【药物组成】当归、防风各 30g，黄芪、党参、浮小麦各 60g；生地黄、白术、熟地黄各 20g，黄芩 15g，五倍子 80g。

【使用方法】每次取上药配方颗粒半量溶于 200ml 沸水中，搅拌均匀即可温服，每天 2 次，饭后半小时服用。

第十二节 产后便秘

产后便秘指产妇产后饮食恢复正常后,大便数日不解或存在排便次数减少、排便困难、粪便干结等情况。产后便秘大多属于功能性便秘,多由胃肠蠕动慢、排便肌群乏力、肠道缺乏纤维刺激及情志不畅、抑郁焦虑等因素引起。需要排除因直肠、肛管疾病引起排便不畅的器质性病变。产后便秘是产后三大病之一,是一种临床常见病。

一、诊断要点

(1)病史:生产后出现排便频率减少,7d 内排便次数少于 3 次,所排粪便干燥且排出困难,甚至因粪便形态损伤肛门。

(2)主要症状:①至少 1/4 的排便有肛门直肠梗阻感;②至少 1/4 的排便有排不尽感;③至少 1/4 的排便为硬便或干球状便;④至少 1/4 的排便有费力感;⑤至少 1/4 的排便须手法帮助(如手指帮助、盆底支持等);⑥每周的排便次数不到 3 次。一般会出现以上 6 种中的 2 种及以上症状。

(3)体格检查:①腹部检查时应注意有无腹部包块,部分功能性便秘患者可在左下腹乙状结肠部位触及条索状块物;②检查有无肛门下坠、痔疮或黏膜脱垂等;③检查肛周感觉和肛门反射;④必须进行直肠指诊,可能发现直肠肿瘤和阻塞的粪块,同时检查直肠大小和紧张性。

(4)辅助检查:①粪便常规＋隐血试验;②不完全性肠梗阻的患者需行腹部 X 线检查,此项检查对诊断巨结肠有一定的价值;③血液学检查血红蛋白浓度和红细胞沉降率;④检查甲状腺功能、血清钙、血钾、肿瘤标志物如癌胚抗原等,以排除内分泌及肿瘤等疾病引起便秘的可能。

二、中医调理

(一)辨证调理

产后便秘主要有血虚津亏、气虚失运、阴虚内热三种证型。

1.血虚津亏证

【使用指征】①便秘,质干难排,量少,3～4d 排便 1 次;②神疲乏力,面色无华或萎黄;③舌淡红,少苔或无苔,脉虚细。

【使用方剂】四物汤(《太平惠民和剂局方》)。

【药物组成】当归 12g、川芎 6g、白芍 9g、熟地黄 12g。

【药物加减】产后精血亏耗,酌加玄参 30g、麦冬 24g、生地黄 25g。

【使用方法】每次取上药配方颗粒半量溶于 200ml 沸水中,搅拌均匀即可温服。每天 2 次,餐后为宜。

2.气虚失运证

【使用指征】①排便时间延长,大便干,虽有便意,但临厕努挣乏力,便难排出;②汗出气短,便后乏力,面白无华,肢倦懒言,心悸气短,失眠多梦,健忘,口唇色淡,少腹胀急,神倦乏力,胃纳减退;③舌质淡,苔薄白,脉细弱。

【使用方剂】黄芪汤(《金匮翼》)加减。

【药物组成】炙黄芪 20g、党参 15g、火麻仁 15g、郁李仁 12g、桃仁 6g、生白术 15g、蜂蜜 10g、陈皮 10g。

【药物加减】若血虚阳亏,酌加肉桂 1g、熟地黄 12g、川芎 6g、当归 6g、白芍 10g、茯苓 10g、肉苁蓉 15g、厚朴 10g、枳实 10g。

【使用方法】每次取上药配方颗粒半量溶于 200ml 沸水中,搅拌均匀即可温服。每天 2 次,餐后为宜。

3 阴虚内热证

【使用指征】①大便干燥,排便频率大于 2d/次,排便时有疼痛、腹胀、腹痛等症状;②两颧潮红,潮热盗汗,手足心热,急躁易怒,口干欲饮,纳差,睡眠不安,甚者因便秘而致肛裂、便血、痔疮等;③舌红少苔或有剥苔,脉细数。

【使用方法】润肠丸(《沈氏尊生书》)加减。

【药物组成】生地黄 15g、当归 12g、玄参 15g、麦冬 15g、桃仁 10g、枳壳 10g、火麻仁 15g、肉苁蓉 12g、瓜蒌 15g、柏子仁 15g、郁李仁 15g、杏仁 10g、黑芝麻 15g。

【药物加减】若热积肠道,酌加酒大黄 6g(后下)、麻子仁 15g、厚朴

10g、炒枳实 10g、苦杏仁 10g、白芍 15g。

【使用方法】每次取上药配方颗粒半量溶于 200ml 沸水中,搅拌均匀即可温服。每天 2 次,餐后为宜。

(二)药膳调理

产后便秘者建议多食高蛋白、高膳食纤维、易于消化的食物,多食蔬菜(如莴笋、藕、豆芽)、水果(如香蕉、橘子,少吃苹果和柿子),以汤类、粥类为主。

(1)芪葚润肠药膳粥:用于产后气阴亏虚便秘。由黄芪 15g、桑葚 30g、核桃仁 8g、黑芝麻 15g、绿豆 20g、粳米 100~150g 组成。制作方法:核桃仁、绿豆、黑芝麻分别洗净烘干,核桃仁、绿豆打成粗末状,黑芝麻打成细末状,分别装入玻璃瓶内备用;黄芪、桑葚洗净,用 500ml 清水浸泡 30min 后放入砂锅内煎煮,取其上层清透药汁约 350ml,与淘洗过的粳米和打碎的绿豆、核桃仁一起煮粥,先以武火烧沸,再调至文火烧至汁稠、软烂,最后调入黑芝麻粉即成。每天早晚餐食用,温服为宜。

(2)芝麻柏仁猪肝汤:用于产后便秘。组成:柏子仁 15g,丝瓜 150g,猪肝 100g,黑芝麻 20g,姜、生粉、葱丝各 5g,盐 3g,味精 2g,料酒、胡椒粉、香油、鲜汤适量。制作方法:将柏子仁吸去油脂;丝瓜刮皮洗净切片;猪肝去筋膜,切成薄片,加盐、生粉、料酒拌匀,将锅置于武火上,放入鲜汤、姜、葱丝、料酒、胡椒粉,烧沸后放入猪肝、丝瓜片、柏子仁、黑芝麻,煲 5min 后,加入盐、味精,撇去浮沫,放入香油即成。

(三)外治法调理

足浴方法是治疗便秘的好方法,通过刺激足部穴位改善排便功能。现将适合不同证型的足浴方介绍如下。

(1)阴寒积滞型:用干姜 12g、牛膝 12g、秦艽 12g、益母草 12g、独活 9g、赤芍 12g、徐长卿 12g、肉桂 12g、防己 12g、艾叶 9g 制成颗粒剂冲泡,待转温后,泡脚 15min。

(2)阴亏血少型:用当归 12g、熟地黄 12g、白芍 15g、川芎 9g、肉苁蓉 12g、何首乌 12g、白花蛇舌草 15g、火麻仁 20g、香附 12g 制成颗粒剂冲泡,待转温后,泡脚 15min。

（3）气虚阳衰型：用黄芪 20g、山药 15g、党参 15g、郁李仁 15g、陈皮 9g、甘草 9g、生白术 15g 制成颗粒剂冲泡，待转温后，泡脚 15min。

（4）平和体质型：用生姜 15g、鸡血藤 20g、艾草 12g 制成颗粒剂冲泡，待转温后，泡脚 15min。

第十三节　产后小便不通

产后小便不通指在阴道分娩后 6h 内不能排出尿液，小便点滴而下，甚至闭塞不通，伴小腹胀急疼痛；或剖宫产术后拔除导尿管后不能自主排尿仍需再次插入导尿管。又称"产后癃闭"，西医称为"产后尿潴留"。

一、诊断要点

（1）病史：产妇有禀赋不足、素体气虚、产程过长、失血过多或难产、手术助产等病史。自觉小便憋胀难忍而不能排出，视诊见下腹部膨隆，有时可见充盈的膀胱轮廓，局部叩诊为浊音。膨隆的膀胱影响子宫收缩，使宫底位置比正常偏高或偏向一侧。

（2）主要症状：阴道分娩后 6h 内膀胱有尿液但不能自主排尿，伴或不伴下腹部胀痛难忍，辗转不安，有时部分尿液从尿道溢出，但不能减轻下腹疼痛；剖宫产术后拔除尿管后无法自行排尿或出现急性尿潴留。

（3）产科检查：下腹盈满；耻骨上区膨隆，按之有波动感；下腹部叩诊呈浊音；双肾、双侧输尿管未见异常。

（4）辅助检查：尿常规（一）；B 超提示顺产后尽力排尿后膀胱内残余尿量≥100ml；剖宫产术后排尿后膀胱内尿量≥150ml。

二、中医调理

（一）辨证调理

产后小便不通主要证型为气虚证、肾阳虚证、气滞证、血瘀证、膀胱湿热证。

1.气虚证

【使用指征】①产后小便不通,产后小便不利,小腹胀满不适,小腹胀满急痛;②面色少华,倦怠乏力,语声低微,气短懒言,面色苍白,纳差,汗多,精神萎靡,烦渴;③舌淡,苔薄白,脉细弱。

【使用方剂】补中益气汤(《脾胃论》)。

【药物组成】黄芪20g、党参15g、炒当归12g、甘草12g、陈皮6g、升麻9g、柴胡6g、生白术12g。

【药物加减】若津亏肺虚,酌加麦冬12g、通草10g、升麻9g、桔梗9g、甘草6g。

【使用方法】每次取上药配方颗粒半量溶于200ml沸水中,搅拌均匀即可温服。每天2次,餐后为宜。

2.肾阳虚证

【使用指征】①产后小便不通,小腹胀满急痛,尿频急而欲解不能;②精神疲乏,坐卧不宁,体寒怕冷,小便色白而清,点滴而下,面色晦暗,腰膝酸软,头晕耳鸣,消瘦纳差;③舌黯淡,苔薄润,脉沉细。

【使用方剂】济生肾气丸(《金匮要略》)。

【药物组成】熟地黄12g、山药15g、茯苓12g、泽泻6g、牡丹皮12g、肉桂9g、川牛膝12g、炒车前子15g、附片9g、淫羊藿12g。

【药物加减】若气虚阳亏,酌加人参9g、熟地黄12g、盐杜仲12g、枸杞子12g、当归12g、山茱萸12g、炙甘草6g、炒车前子15g、猪苓12g。

【使用方法】每次取上药配方颗粒半量溶于200ml沸水中,搅拌均匀即可温服。每天2次,餐后为宜。

3.气滞证

【使用指征】①小腹胀痛,小便不畅;②情志抑郁,胸胁胀满,两肋胀痛,烦闷抑郁不安,面色晦暗;③舌淡红,苔微黄,脉沉弦。

【使用方剂】木通散(《景岳全书》)加减。

【药物组成】沉香2g、木香9g、生白术12g、陈皮6g、桑白皮12g、木通9g、茯苓12g、冬瓜皮12g、茯苓皮12g。

【药物加减】若肝郁气滞,酌加柴胡12g、白芍12g、茯苓12g、炒当归

12g、炙甘草 6g、制香附 12g、泽泻 6g、桔梗 6g、青皮 6g。

【使用方法】每次取上药配方颗粒半量溶于 200ml 沸水中,搅拌均匀即可温服。每天 2 次,餐后为宜。

4.血瘀证

【使用指征】①产后小便不通,点滴而下;②小腹胀急疼痛,尿色略浑浊带血丝,烦闷不安,乍寒乍热,恶露不行或行而量少;③舌紫黯,苔薄白,脉涩弦。

【使用方剂】桃仁散(《妇人大全良方》)加减。

【药物组成】桃仁 12g、制半夏 9g、赤芍 12g、生地黄 12g、泽兰 12g、川牛膝 12g、炒当归 12g、牡丹皮 12g、生蒲黄 15g、川芎 9g、益母草 15g、陈皮 6g。

【药物加减】若血虚夹瘀,酌加当归 12g、川芎 9g、白芍 12g、陈皮 6g、生甘草 6g、桃仁 12g、益母草 15g、桔梗 6g、冬瓜子 12g、车前子 15g。

【使用方法】每次取上药配方颗粒半量溶于 200ml 沸水中,搅拌均匀即可温服。每天 2 次,餐后为宜。

5.膀胱湿热证

【使用指征】①产后小便不畅,伴尿频、尿急、尿痛,小腹胀满;②口苦不适,阴部红肿疼痛,发热,便秘;③舌红,苔黄腻,脉滑略数。

【使用方剂】八正散(《太平惠民和剂局方》)加减。

【药物组成】车前子 15g(包煎)、瞿麦 12g、萹蓄 12g、滑石 12g、焦山栀 9g、炙甘草 6g、通草 9g、玉米须 12g。

【药物加减】若下焦虚寒、湿浊下注,酌加萆薢 12g、黄柏 12g、石菖蒲 12g、白茯苓 12g、炒白术 12g、丹参 15g、猪苓 12g、茯苓皮 9g。

【使用方法】每次取上药配方颗粒半量溶于 200ml 沸水中,搅拌均匀即可温服。每天 2 次,餐后为宜。

(二)穴位贴敷

方法一:将白芥子粉 3g 置于神阙,用 50℃ 左右的热水袋反复热敷,每天 3 次,每次 30min。

方法二:甘遂 30g、半夏 30g、冰片 1.5g 共研细末。取 3～5g,加温水和面粉少许调成糊状,外敷于神阙,贴敷 3~5h。

第十四节 产后尿频

尿频是指尿次增加而尿量未增。产后尿频是指产后出现以尿急和尿频为主要特征的综合征,主要包括尿急、日间尿频、夜尿和急迫性尿失禁。属中医学"淋证""癃闭"等病范畴。可见于西医"尿失禁""膀胱过度活动症""膀胱阴道瘘"等疾病。

一、诊断要点

(1)病史:身体素虚,分娩时有产程过长、产钳助产史,产后明显出现排尿次数增多,每次尿量减少,而 24h 尿量正常,伴有尿急。严重者会出现腹压增加时小便不自主流出,严重影响产妇的生活质量及心理健康。

(2)主要症状:①日间排尿次数增加,轻重程度不一,轻者 40~60min 排尿 1 次,重者 5~8min 排尿 1 次,或夜尿 1 次以上;②可伴有尿急、尿痛,每次尿量较少,总尿量正常,不伴有遗尿、尿潴留、血尿、多饮等其他表现;③排除尿路畸形、糖尿病等疾病。

(3)体格检查:可见阴道口肌肉松弛,阴道前壁脱垂。从腹部按压子宫或做咳嗽动作时,可见尿液从尿道口流出。产伤时尿液自阴道漏出,尿漏损伤可探知。

(4)辅助检查:①肾功能检查;②泌尿系统及残余尿 B 超检查;③尿动力学检查;④膀胱镜检查;⑤亚甲蓝还原试验。

二、中医调理

(一)辨证调理

产后尿频证型主要包括气血亏虚、肾气不足、产伤虚损三种证型。

1.气血亏虚证

【使用指征】①产后小便频数或失禁;②面色萎黄或淡白,头晕目眩,少气懒言,神疲乏力,或有自汗,心悸失眠;③舌质淡或胖,苔薄白,脉细虚无力。

【使用方剂】固脬汤(《中医临证备要》)加减。

【药物组成】黄芪 30g、炒当归 12g、升麻 6g、葛根 20g、天花粉 15g、桑螵蛸 15g、煅牡蛎 30g、五味子 12g、炒白术 10g、陈皮 6g、甘草 6g。

【药物加减】若肾气亏虚、小便不固,酌加升麻 6g、葛根 20g、天花粉 15g、桑螵蛸 15g、煅牡蛎 30g、五味子 12g、山茱萸 9g、益智仁 12g。

【使用方法】每次取上药配方颗粒半量溶于 200ml 沸水中,搅拌均匀即可温服。每天 2 次,餐后为宜。

2. 肾气不足证

【使用指征】①小便频数,淋漓不尽,尿液色清,但无尿热、尿痛之感;②夜尿尤多,或失禁,头晕耳鸣,腰膝酸软,面色晦暗,畏寒怕冷,手足不温;③舌质淡,或有齿痕,苔薄腻,脉细弱或沉细无力。

【使用方剂】肾气丸(《金匮要略》)加减。

【药物组成】熟附子 9g、桂枝 12g、干地黄 12g、山药 12g、山茱萸 12g、白茯苓 12g、盐杜仲 12g、桑寄生 12g。

【药物加减】肾虚不固者,加桑螵蛸 12g、炙远志 9g、石菖蒲 12g、煅龙骨 30g、黄芪 30g、茯神 12g、当归 12g、醋龟板 9g、益智仁 12g、杜仲 12g。

【使用方法】每次取上药配方颗粒半量溶于 200ml 沸水中,搅拌均匀即可温服。每天 2 次,餐后为宜。

3. 产伤虚损证

【使用指征】①多在分娩时有产程过长或产钳助产等史,产后出现小便不自主从阴道漏出;②伴尿频,神疲乏力,腰膝酸软,动则汗出;③舌质淡,苔薄腻,脉沉细。

【使用方剂】完胞饮(《傅青主女科》)加减。

【药物组成】党参 20g、白术 12g、当归 12g、川芎 9g、桃仁 12g、黄芪 15g、白茯苓 12g、白及 3g、益母草 12g、仙鹤草 20g。

【药物加减】若气血亏虚,酌加黄芪 20g、炒白术 12g、陈皮 6g、升麻 9g、柴胡 6g、党参 15g、桔梗 6g、补骨脂 12g。

【使用方法】每次取上药配方颗粒半量溶于 200ml 沸水中,搅拌均

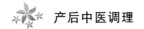

匀即可温服。每天 2 次,餐后为宜。

(二)药膳调理

(1)竹丝鸡汤:适用于肾气不足证。做法:乌骨鸡 1/4 只去皮,巴戟天 10g、杜仲 15g 用盐水炒,加淮山药 15g,再加入适量生姜、黄酒、盐、纯净水,武火煲汤 30min。

(2)调脾粥:适用于气血亏虚证。做法:莲子、芡实、枸杞子各 30g,桂圆 20g,小米 100g,一同放砂锅内,加水适量,文火煮粥,代早餐食。

第十五节　产后小便淋痛

产后出现尿频、尿急、淋漓涩痛等症状,即"产后小便淋痛",又称"产后淋""产后溺",相当于西医学的产褥期泌尿系感染。

一、诊断要点

(1)病史:分娩时多有排尿困难、多次导尿史,或胎儿偏大发生会阴撕裂、产钳助产等;产后出现尿潴留,外阴伤口愈合不良;分娩或产后失血或有七情所伤史。

(2)主要症状:①小便次数多,但尿量少,甚则点滴即解;②有尿意即欲解;③尿意不尽,总有尿解不完之感;④排尿不畅,尿时感尿道口疼痛。尿频、尿急、小便淋漓与涩痛必须同时存在才能诊断。

(3)产科检查:可见外阴伤口愈合不良,尿道口、阴道口充血。

(4)辅助检查:尿常规检查可见白细胞,甚则红细胞。尿细菌培养可见致病菌。

二、中医调理

(一)辨证调理

产后小便淋痛主要包括湿热下注、肾虚火旺两种证型。

1.湿热下注证

【使用指征】①尿频,尿急,尿痛,尿道刺痒、红肿,尿道口有分泌物,尿色黄赤;②口干、小腹胀痛;③舌质红,苔黄腻或白腻,脉弦数或滑数。

【使用方剂】八正散(《太平惠民和剂局方》)加减。

【药物组成】车前子 15g、瞿麦 12g、萹蓄 12g、滑石 12g、甘草 6g、白茯苓 12g、淡竹叶 9g、蒲公英 12g。

【药物加减】若肾气不足、水道不通,酌加石苇 15g、滑石 12g、瞿麦 12g、王不留行 12g、车前子 15g、冬瓜子 12g。

【使用方法】每次取上药配方颗粒半量溶于 200ml 沸水中,搅拌均匀即可温服。每天 2 次,餐后为宜。

2.肾虚火旺证

【使用指征】①尿频,尿急,尿少,尿色深黄,淋漓涩痛;②伴腰酸膝软,头晕耳鸣,手足心热;③舌红,苔少,脉细数。

【使用方剂】知柏地黄汤(《医宗金鉴》)。

【药物组成】知母 12g、黄柏 12g、生地黄 12g、熟地黄 12g、山药 12g、白茯苓 12g、牡丹皮 12g、泽泻 6g、女贞子 12g、墨旱莲 15g、淡竹叶 9g。

【药物加减】若阴虚火旺,酌加炙龟板 9g、怀牛膝 12g、天门冬 12g、甘草 6g、麦冬 15g。

【使用方法】每次取上药配方颗粒半量溶于 200ml 沸水中,搅拌均匀即可温服。每天 2 次,餐后为宜。

(二)药膳调理

(1)萆薢渗湿粥:适用于湿热下注证。做法:糯米 100g、蒲公英 10g、萆薢 10g、茯苓 15g、薏苡仁 10g、山药 15g,加水 1000ml 左右一起煮粥,粥煮至将熟时,改文火煎煮至黏稠为止。每天 2 次,早晚服用。

(2)车前草炖猪小肚:适用于湿热下注证。组成:车前草 50g,猪小肚 1 个,瘦肉 200g,盐 5g,味精 2g,胡椒 100g,大葱 5g,姜 5g,料酒半汤匙。做法:先把胡椒、瘦肉、姜清水洗净备用;用锅煮一定量的水至沸;将猪小肚先用清水洗一次后,用盐涂抹猪小肚内外,多揉几次,再用清水洗净,放进沸水中灼几分钟,再用清水洗去尿臊味(此步骤需要注意的是保持猪小肚完整,别把它切开);把胡椒塞进猪小肚里面,用绳子绑住开口;

把猪小肚、瘦肉、姜片放进沸水锅中,煲半小时后,加入车前草颗粒、料酒煮至出味道;加盐,熄火,再盖上盖子等几分钟后倒至碗中即可饮用;把猪小肚内的胡椒倒出,猪小肚切片,加配料爆炒即可食用。

(三)外治法调理

熏洗法:用蛇床子 20g、苦参 20g、地肤子 15g、土茯苓 30g、白鲜皮 15g、黄柏 12g、白花蛇舌草 15g 制成颗粒剂,每天取 1 剂冲热水,每晚睡前熏洗会阴部。

第十六节　产后缺乳

产后哺乳期内,产妇乳汁甚少或全无,不能满足婴儿正常喂养需求的称为"产后缺乳",又称"乳汁不足""乳汁不行"。可见于西医学产后泌乳过少等疾病。

一、诊断要点

(1)病史:体质虚弱,产时、产后出血量多,产后脾胃功能不足、食欲差,产后劳倦过度,产后情志不畅、精神抑郁或产后暴怒等。

(2)主要症状:产后哺乳期内乳汁甚少或全无,不能满足婴儿正常喂养需求;或原本乳汁正常,受到刺激后出现乳汁骤然减少的情况。

(3)产科检查:检查乳房,了解乳汁分泌情况、乳房大小、乳房柔软或胀硬、有无红肿或压痛;检查乳腺组织情况,了解是否有乳头凹陷或皲裂的情况。

(4)辅助检查:可行乳腺 B 超检查以排除乳腺管堵塞及乳房内乳汁壅结成块等情况。

二、中医调理

(一)辨证调理

产后缺乳是产后常见病症,应根据患者需求及时治疗。主要根据产妇的乳汁及乳房情况,结合情绪、面色、舌脉进行辨证治疗。

产后缺乳主要有气血虚弱、肝郁气滞、痰浊阻滞、乳汁蓄积四种证型。

1.气血虚弱证

【使用指征】①产后乳汁不足或全无,不能满足婴儿正常喂养需求;②乳汁清稀,乳房柔软无胀感;③面色无华,倦怠乏力,食欲不振;④舌淡,苔白,脉细弱。

【使用方剂】通乳丹(《傅青主女科》)。

【药物组成】人参 10g,黄芪 20g,当归 10g,麦冬 10g,通草 10g,桔梗 10g。

【药物加减】若伴有头晕心悸,加枸杞子 10g、丹参 10g、炒枣仁 6g;若伴有纳呆腹胀,加陈皮 6g、砂仁 5g。

【使用方法】每次取上药配方颗粒半量溶于 200ml 沸水中,搅拌均匀即可温服。每天 2 次,空腹为宜。

【使用注意】人参 10g 可用党参 15g 代替。

2.肝郁气滞证

【使用指征】①产后乳汁量少或全无,乳房胀硬、疼痛;②乳汁浓稠,色白或微黄;③胸胁胀痛,情志抑郁,食欲不振;④舌质正常,苔微黄,脉弦或弦滑。

【使用方剂】下乳涌泉散(《清太医院配方》)。

【药物组成】当归 10g,白芍 10g,川芎 10g,生地黄 10g,柴胡 10g,青皮 10g,天花粉 10g,漏芦 10g,通草 10g,桔梗 10g,白芷 10g,穿山甲 3g,王不留行 10g,甘草 6g。

【药物加减】若伴有乳房胀痛,加橘络 10g、丝瓜络 10g、香附 10g;若伴有身热、脉弦数,加黄芩 10g、蒲公英 20g、夏枯草 10g。

【使用方法】每次取上药配方颗粒半量溶于 200ml 沸水中,搅拌均匀即可温服。每天 2 次,空腹为宜。

3.痰浊阻滞证

【使用指征】①乳汁甚少或无乳可下,乳房硕大或下垂不胀满;②乳汁不稠;③形体肥胖,胸闷痰多,纳少便溏,食多乳少;④舌淡胖,苔腻,脉沉细。

【使用方剂】漏芦散加味(《妇人大全良方》)。

【药物组成】漏芦 10g,瓜蒌皮 10g,浙贝母 10g,炙远志 6g,制香附 6g,王不留行 6g,炙山甲片 6g。

【使用方法】每次取上药配方颗粒半量溶于 200ml 沸水中,搅拌均匀即可温服。每天 2 次,空腹为宜。

4.乳汁蓄积证

【使用指征】①乳房胀满疼痛,甚则胀硬焮红,痛甚结块,手不可近,乳汁不行;②或伴发热,胸闷烦躁,口渴思饮;③舌质红,苔黄腻,脉细弦数。

【使用方剂】连翘汤(《经效产宝》)。

【药物组成】连翘 10g,升麻 5g,玄参 10g,赤芍 10g,白蔹 10g,甘草 5g,杏仁 10g,山甲片(先煎)10g,王不留行 10g,蒲公英 10g。

【使用方法】每次取上药配方颗粒半量溶于 200ml 沸水中,搅拌均匀即可温服。每天 2 次,空腹为宜。

(二)外治法调理

乳房有块者,局部用橘皮 20g 或三棱 15g,外敷。

第十七节　产后乳汁自出

产后乳汁不经婴儿吮吸而不断自然流出者,称为"产后乳汁自出",又称"产后乳漏"。可见于西医学产后溢乳。

若产妇身体壮实,气血充盛,乳房胀满而溢,或已到哺乳时间,未行哺乳而乳汁自流者,为生理现象,不作病论。

一、诊断要点

(1)病史:素体虚弱,劳倦过度,性格抑郁,有贫血或其他慢性病史。

(2)主要症状:产后未经婴儿吮吸而乳汁自动流出,尤其在哺乳时,吮吸一侧乳头而另一侧乳头乳汁自然流出,乳汁清稀或稠,可伴有疲乏无力、饮食不佳、乳房胀痛、烦躁易怒、口苦咽干等。

(3)产科检查:可见双乳头或一侧乳头乳汁点滴而下,渗透衣衫。乳头未见皲裂;乳房柔软或胀满,无包块,无红肿。

二、中医调理

(一)辨证调理

根据乳汁的质地及乳房有无胀痛辨虚实。若乳房柔软、乳汁清稀,多属气血虚弱证;若乳汁浓稠、乳房胀满而痛,多属肝经郁热证。

治疗以敛乳为主。虚者补而敛之,热者清而敛之。同时注意加强营养,调畅情志,有利于乳汁的生化与蓄溢。

产后乳汁自出主要有气血虚弱和肝经郁热两种证型。

1. 气血虚弱证

【使用指征】①乳汁不经婴儿吸吮而自然流出,量少质稀;②乳房柔软而无胀感;③神疲乏力,面色不华,饮食减少;④舌淡,苔薄白,脉细无力。

【使用方剂】八珍汤(《正体类要》)。

【药物组成】党参15g,白术10g,茯苓10g,炙甘草10g,熟地黄10g,炒当归10g,白芍10g,煅牡蛎15g。

【药物加减】若乳汁自溢过多,加黄芪15g,芡实、五味子各10g;若脾虚便溏,加六曲10g、炒麦芽30g、砂仁5g。

【使用方法】每次取上药配方颗粒半量溶于200ml沸水中,搅拌均匀即可温服。每天2次,空腹为宜。

2. 肝经郁热证

【使用指征】①乳汁不经婴儿吮吸而经常自然流出,质较稠;②乳房轻度胀痛;③精神抑郁,烦躁易怒,头晕胁胀,口干时苦;④舌质黯,苔薄黄,脉细弦。

【使用方剂】丹栀逍遥散(《内科摘要》)。

【药物组成】牡丹皮10g,山栀子6g,柴胡5g,白术10g,白芍10g,茯苓10g,钩藤15g,夏枯草9g。

(二)药膳调理

(1)黄芪羊乳芡实汤:黄芪、芡实各 10g,羊乳 100g。将黄芪、芡实加适量清水煮沸后 ,再煮 5~10min。去渣取汁兑入羊乳,煮沸顿饮,每天 1 剂。可益气养血摄乳,适用于气血虚弱证。

(2)党参覆盆大枣粥:党参、覆盆子各 10g,大枣 10 枚,大米 100g。将大枣去核,党参、覆盆子水煎取汁,加大米、大枣煮粥,每天 1 剂,晨起温服。可补血益气、固摄乳汁,适用于气血虚弱证。

(3)人参莲枣粥:人参 3g,莲子 1g,大枣 10 枚,大米 50g。将莲子、大枣、大米加清水适量煮粥,待熟时加入人参,煮二沸服食。可益气健脾摄乳,适用于气血虚弱证。

(4)香附芡实枣粥:香附 10g,芡实 15g,大枣 10 枚,大米 50g。将香附水煎取汁,加芡实、大枣、大米煮粥,每天 1 剂,晨起温服。可疏肝理气摄乳,适用于肝经郁热证。

(5)夏枯草瘦肉汤:夏枯草 20g,橘叶、生地黄各 10g,猪瘦肉 100g,调料适量。将猪瘦肉洗净,切丝,勾芡;诸药水煎取汁,将药汁煮沸后,下肉丝煮熟,食盐、味精调味服食,每天 1 剂,可解郁清热、疏肝理气,适用于肝经郁热证。

第十八节　产后回乳

若产妇不欲哺乳,或产妇体质虚弱,或因病不宜授乳,或已到断乳之时,可予回乳。

一、诊断要点

需要退乳的产妇。

二、中医调理

(一)成药调理

【使用方剂】免怀散(《济阴纲目》)。

【药物组成】红花 10g,赤芍 10g,当归尾 10g,川牛膝 10g。

【使用方法】每次取上药配方颗粒半量溶于 200ml 沸水中,搅拌均匀即可温服。每天 2 次,空腹为宜。

(二)食物调理

(1)炒麦芽 60g。

(2)生大黄 5g,怀牛膝 10g,炒麦芽 60g。

(3)生山楂 20g、六神曲 10g。

使用方法:每次取一种配方颗粒半量溶于 200ml 沸水中,搅拌均匀即可温服。每天 2 次,空腹为宜。

(三)外治法调理

(1)淡豆豉,放入 3 匙三花酒,泡软并捣烂。取汁涂于乳房,干后再涂。

(2)皮硝 120g,分装于两个布袋内,排空乳汁后,敷于乳房(暴露乳头)上并扎紧,融化后再更换。

第十九节 产后抑郁

产后抑郁是指产妇于产褥期出现明显的抑郁症状,如沉默寡言、情绪低落,或心烦不安、失眠多梦,或神志错乱、狂言妄语等,又称"产后情志异常",通常在产后 2 周出现症状。

一、诊断要点

(1)病史:产时或产后失血过多,产后忧愁思虑、过度劳倦,素性抑郁,既往有精神病史、难产史。

（2）主要症状:精神抑郁,情绪低落,伤心落泪,默默不语,悲观厌世,失眠多梦,易感疲乏无力,或内疚、焦虑、易怒,甚则狂言妄语,如喜怒无常、哭笑不休、登高弃衣、不认亲疏等。多在产后 2 周内发病,产后 4～6 周症状逐渐明显。

（3）产科检查:多无明显异常变化。

（4）辅助检查:血常规检查正常或血红蛋白低于正常值。

二、辨证调理

应重视产后多虚多瘀及气血变化的特点,根据产后的全身症状及舌脉辨明虚实及在气在血,分而治之。产后情绪低落、忧郁焦虑、悲伤欲哭、不能自制、心神不安、失眠多梦、气短懒言、舌淡、脉细者,多属虚;产后忧郁寡欢、默默不语、失眠多梦、神志恍惚、狂言妄语、舌黯有瘀斑、苔薄、脉细活涩者,多属实。

产后抑郁主要有心血不足、肝气郁结和血瘀气逆三种证型。

1. 心血不足证

【使用指征】①产后精神抑郁,沉默寡言,悲伤欲哭,夜寐不安,心悸怔忡,恶露量多;②神疲乏力,面色苍白或萎黄;③舌淡红,苔薄白,脉沉细无力。

【使用方剂】天王补心丹(《摄生秘剖》)。

【药物组成】人参 10g,茯神 10g,丹参 20g,当归 10g,玄参 10g,生地黄 10g,天冬 10g,麦冬 10g,远志 10g,柏子仁 10g,酸枣仁 20g,五味子 10g。

【使用方法】每次取上药配方颗粒半量溶于 200ml 沸水中,搅拌均匀即可温服。每天 2 次,空腹为宜。

【使用注意】人参 10g 可用党参 15g 代替。

2. 肝气郁结证

【使用指征】①产后心情抑郁,心烦易怒,心神不安,夜不入寐,噩梦纷纭,惊恐易醒;②恶露量或多或少,色暗,有血块;③胸胁、乳房胀痛,善太息;④舌淡红,苔薄,脉弦或脉弦细。

【使用方剂】逍遥散(《太平惠民和剂局方》)。

【药物组成】柴胡 9g,当归 10g,白芍 10g,茯苓 10g,白术 20g,煨姜 10g,薄荷 10g,甘草 6g。

【药物加减】如出现烦躁不安、狂言妄语、噩梦纷纭、惊恐易醒、口苦咽干、舌红、苔黄、脉弦数,为肝郁化火之象,加牡丹皮 20g、栀子 10g、石菖蒲 20g。

【使用方法】每次取上药配方颗粒半量溶于 200ml 沸水中,搅拌均匀即可温服。每天 2 次,空腹为宜。

3.血瘀气逆证

【使用指征】①情志烦乱,哭笑无常,少寐多梦;②产后恶露不下或下而不畅,色暗,有血块;③小腹疼痛拒按;④舌黯有瘀斑,脉弦或涩。

【使用方剂】癫狂梦醒汤(《医林改错》)加减。

【药物组成】桃仁 10g,赤芍 10g,柴胡 10g,香附 10g,青皮 10g,陈皮 10g,大腹皮 10g,桑白皮 10g,苏子 10g,半夏 10g,甘草 6g,龙骨 20g,牡蛎 20g,酸枣仁 20g。

【药物加减】若活血化瘀散结,合并大便秘结,加大黄 6g、炒枳实 10g。

【使用方法】每次取上药配方颗粒半量溶于 200ml 沸水中,搅拌均匀即可温服。每天 2 次,空腹为宜。